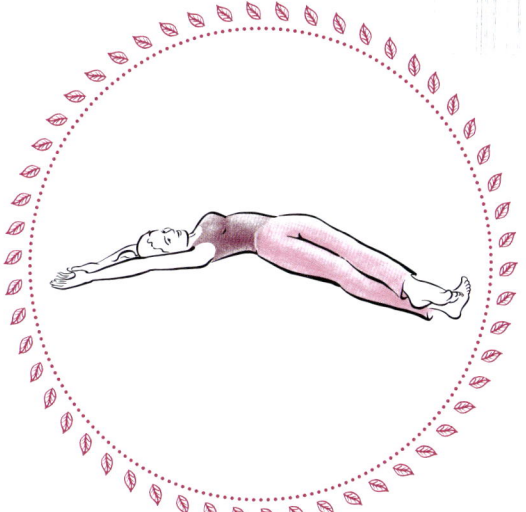

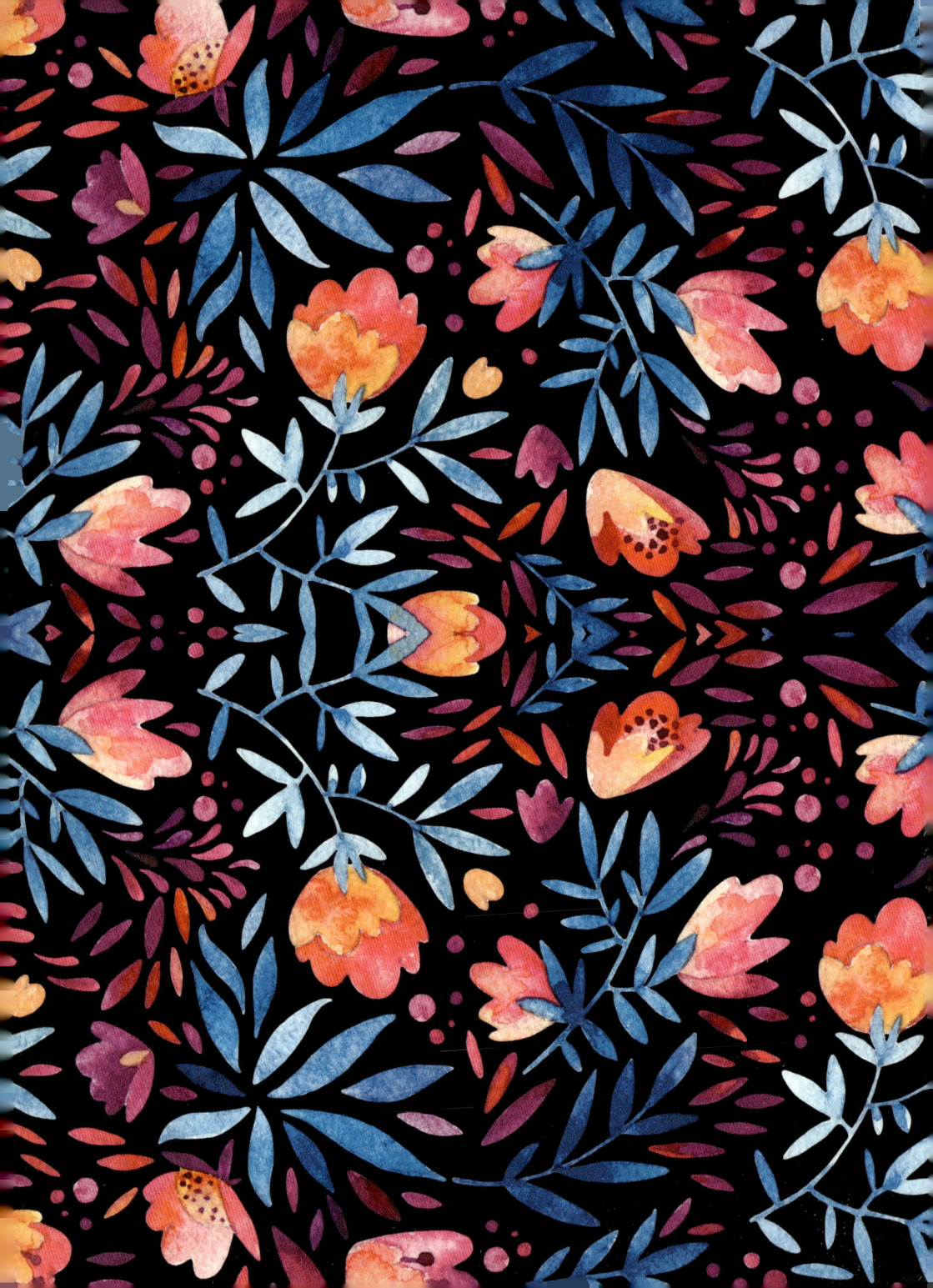

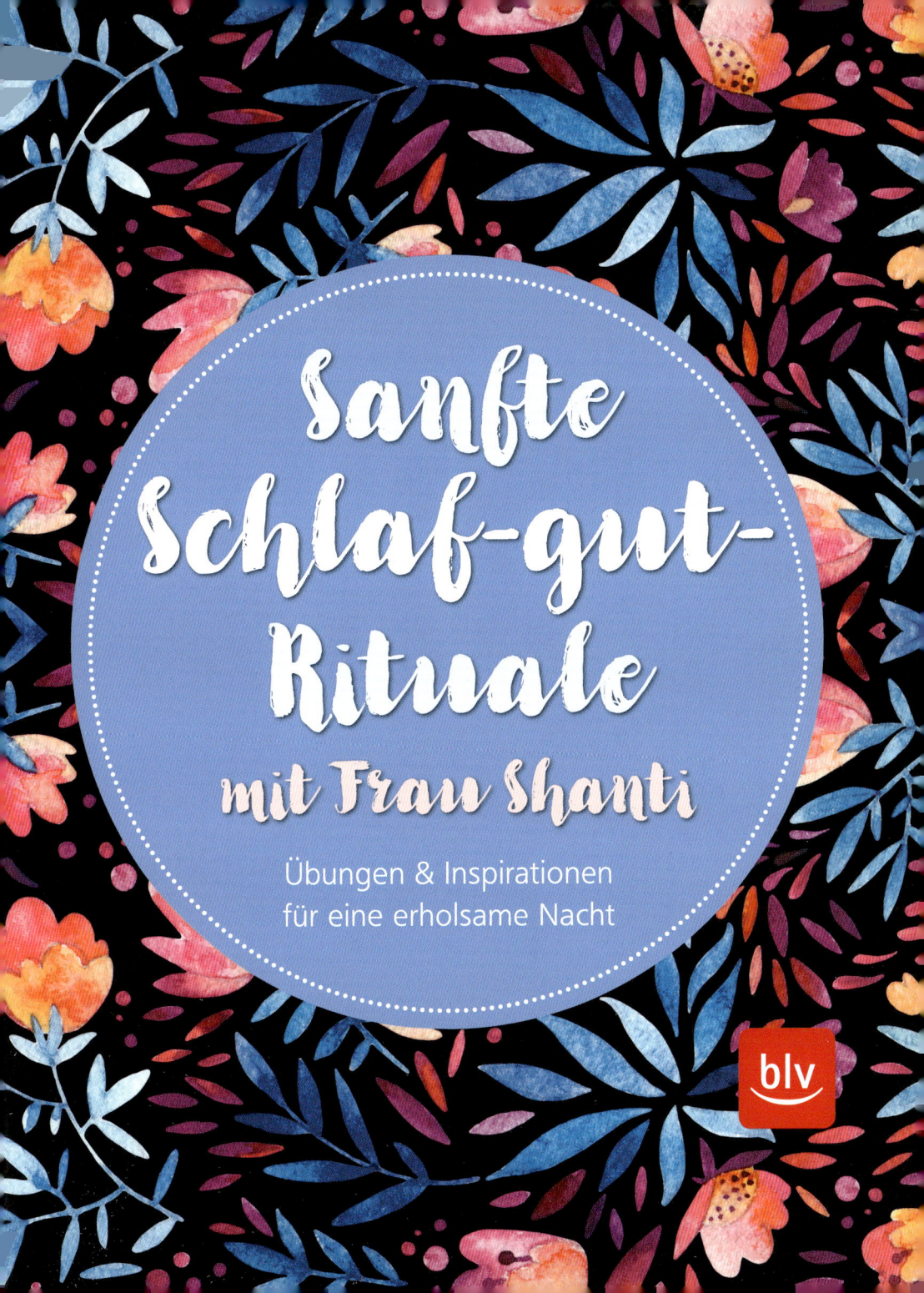

Sanfte Schlaf-gut-Rituale
mit Frau Shanti

Übungen & Inspirationen für eine erholsame Nacht

blv

Inhalt

Vorwort 6

9 — Tagträume

51 — Einschlafrituale

93 — Mondrituale

Über die Autorin / Bildnachweis 128

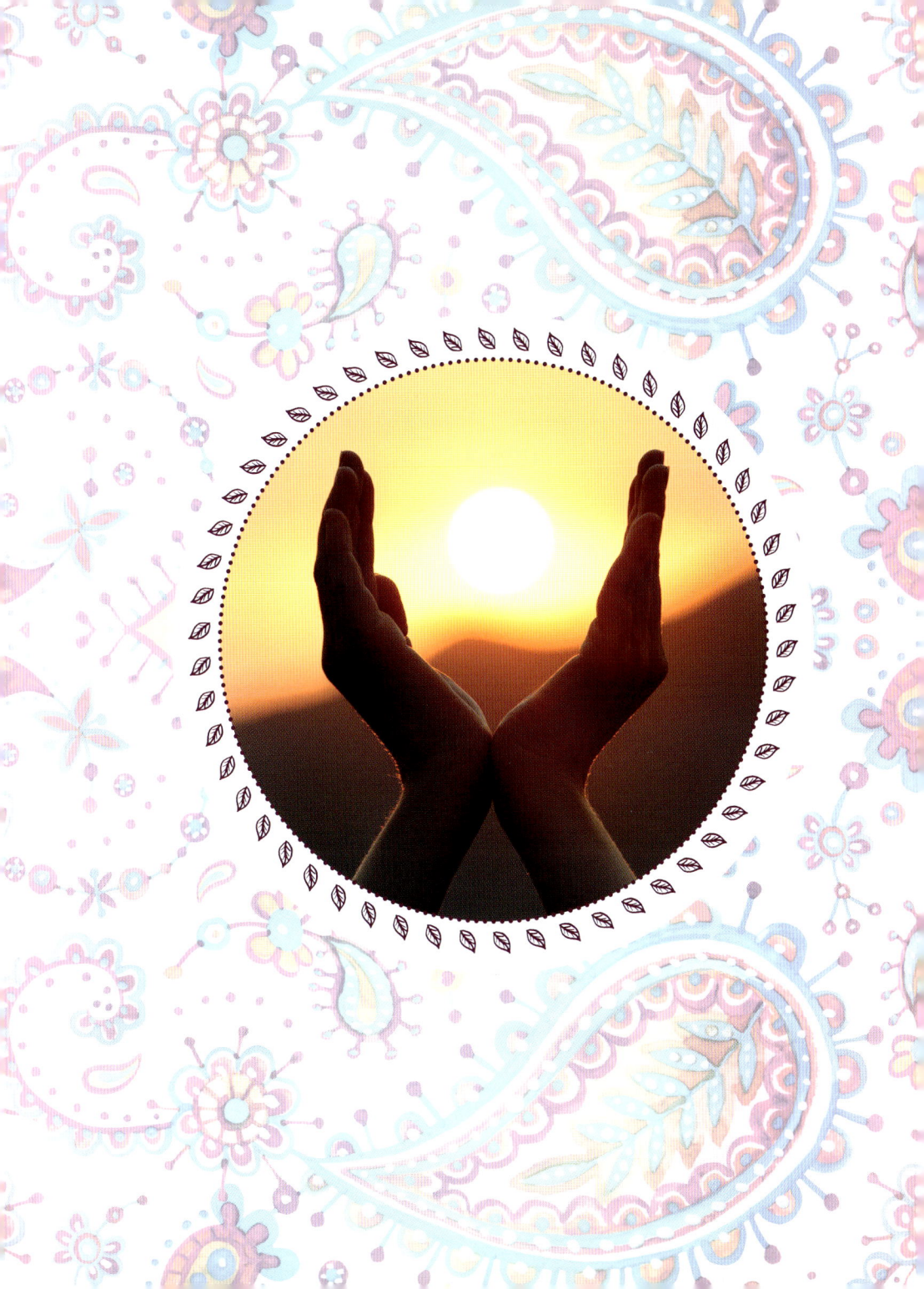

Schlaf schön!

Ein erholsamer Schlaf ist die Voraussetzung für einen gesunden und frischen Start in den Tag. Doch manchmal ist uns der Weg dorthin versperrt – Stress, körperliche und seelische Anspannung lassen den Geist nicht zur Ruhe kommen. Kein Grund zur Panik, Hilfe naht! Erforsche mit diesem Buch, was dich entspannt und dir gut tut, deinen Schlaf fördert. 57 unterschiedliche Übungen und Rituale laden dich zum Mitmachen ein, mal aktiv, mal ganz sanft – eine Schatzkiste, in die du zu jeder Tag- und Nachtzeit greifen kannst. Drei Kategorien stehen dir dabei zur Wahl: Übungen für den Tag, den Abend und die Nacht. Für alle gilt: Es sind keinerlei Vorkenntnisse erforderlich. Die Symbole am unteren Bildrand helfen dir dabei, schnell den jetzt gerade für dich passenden Übungstyp zu finden:

Atemübung

 Meditation

 Asana/Körperübung

 Ritual

Viel Freude beim Erkunden deiner Lieblingsrituale und süße Träume wünscht dir herzlichst,

Frau Shanti
aka Nadja Schäfholz-Wetter

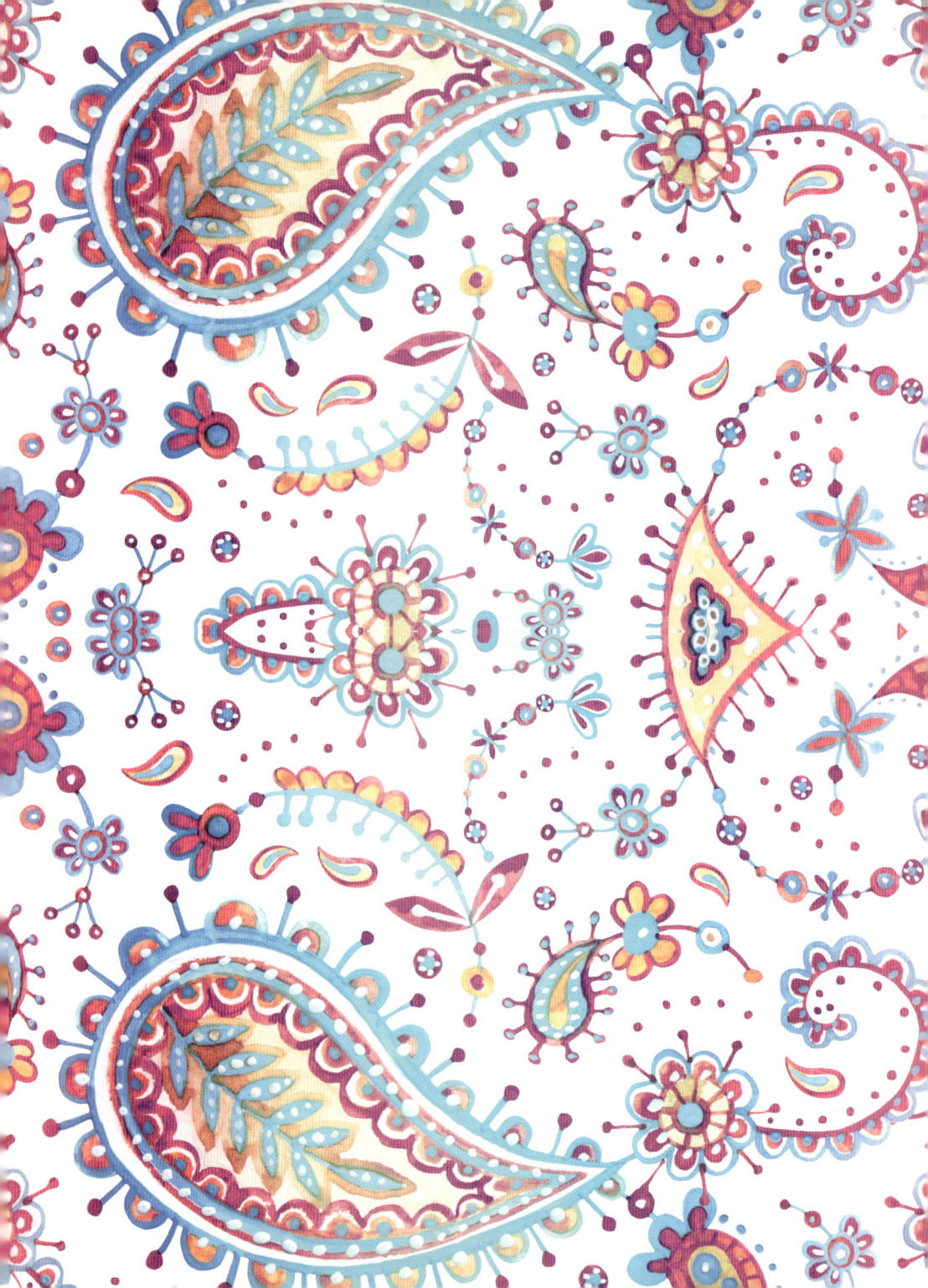

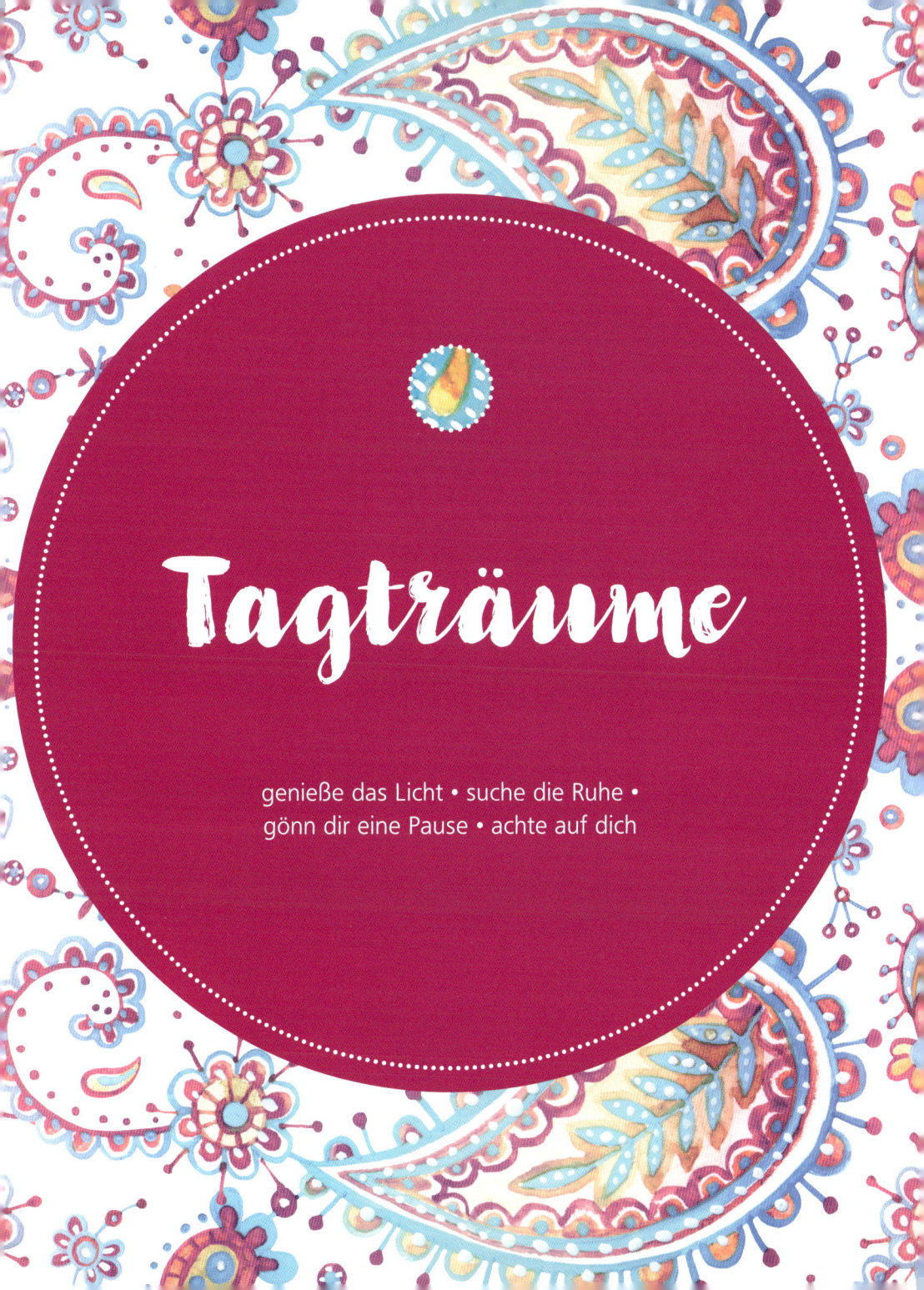

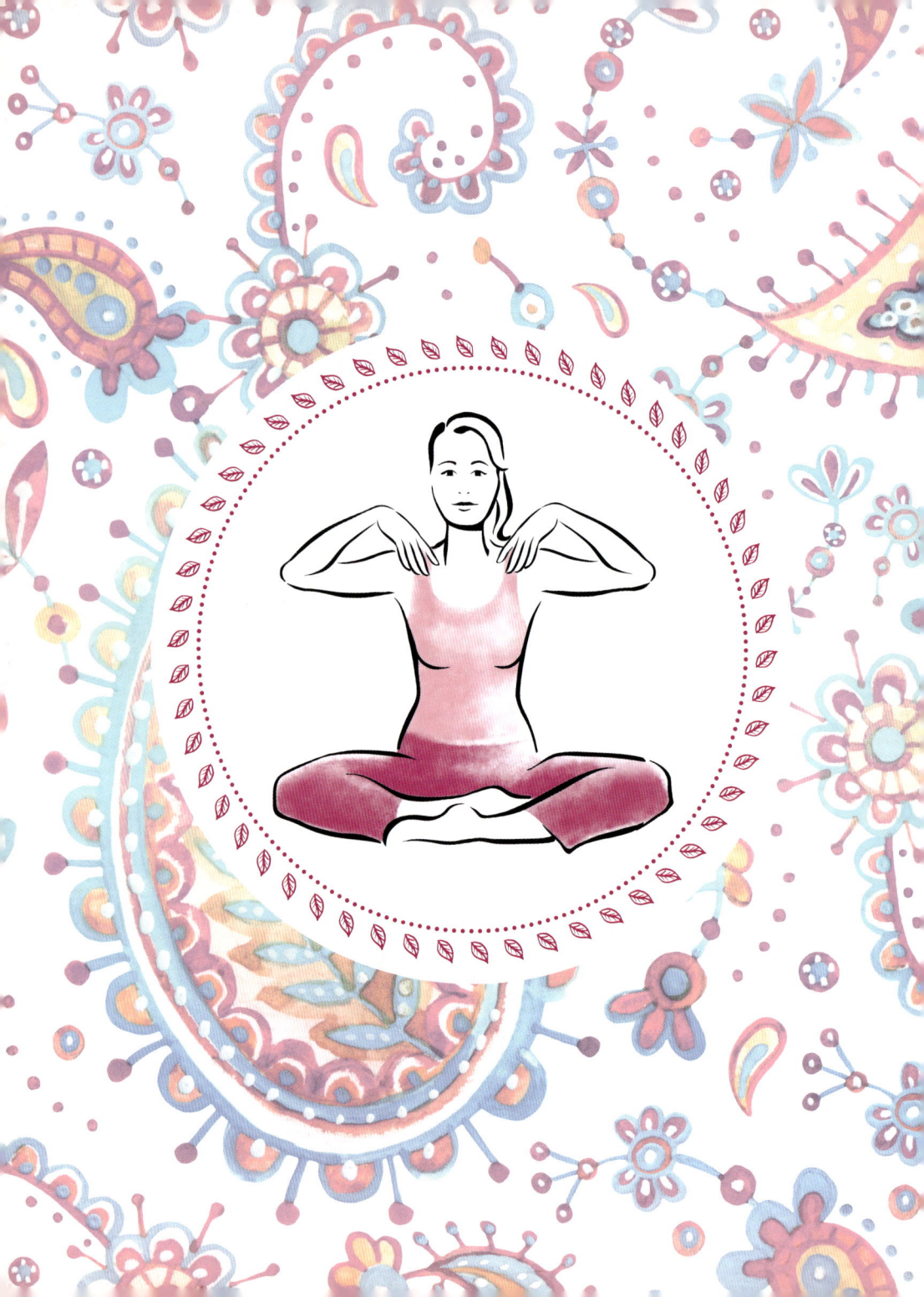

1. Schulterentspannung

Ob nach einer unruhigen Nacht oder langem Sitzen im Büro, diese Körperübung hilft dir dabei, Spannungsgefühle im Schulterbereich zu lösen. Die Atmung wird vertieft und die Schultern aufgewärmt. Dadurch fließt die Energie wieder besser durch deinen Schultergürtel und schenkt dir neue Frische.

Komme im Stehen oder im Sitzen in eine gerade Position, deine Wirbelsäule ist aufgerichtet. Schließe deine Augen und nimm wahr, wie dein Atem ganz ruhig durch deine Nase ein- und ausfließt. Gönne dir ein paar ruhige Atemzüge, um erst einmal bei dir anzukommen.

Lege die Hände auf deinen Schultern ab, die Finger zeigen zur Brust, die Daumen nach hinten. Achte darauf, dass die Schultern locker und entspannt sind. Dein Nacken ist lang. Richte deine Ellenbogen auf Schulterhöhe weit zur Seite hin aus, beide Oberarme sind parallel zum Boden.

Einatmend kreist du beide Ellenbogen nach hinten und oben, dein Brustbereich öffnet sich sanft. Ausatmend senkst du beide Ellenbogen von oben nach unten ab, wobei deine Ellenbogen möglichst nahe zusammenkommen. 4–6 Runden üben. Dann die Richtung wechseln. Löse abschließend deine Hände von den Schultern, lass die Arme entspannt neben dem Körper hängen und spüre nach.

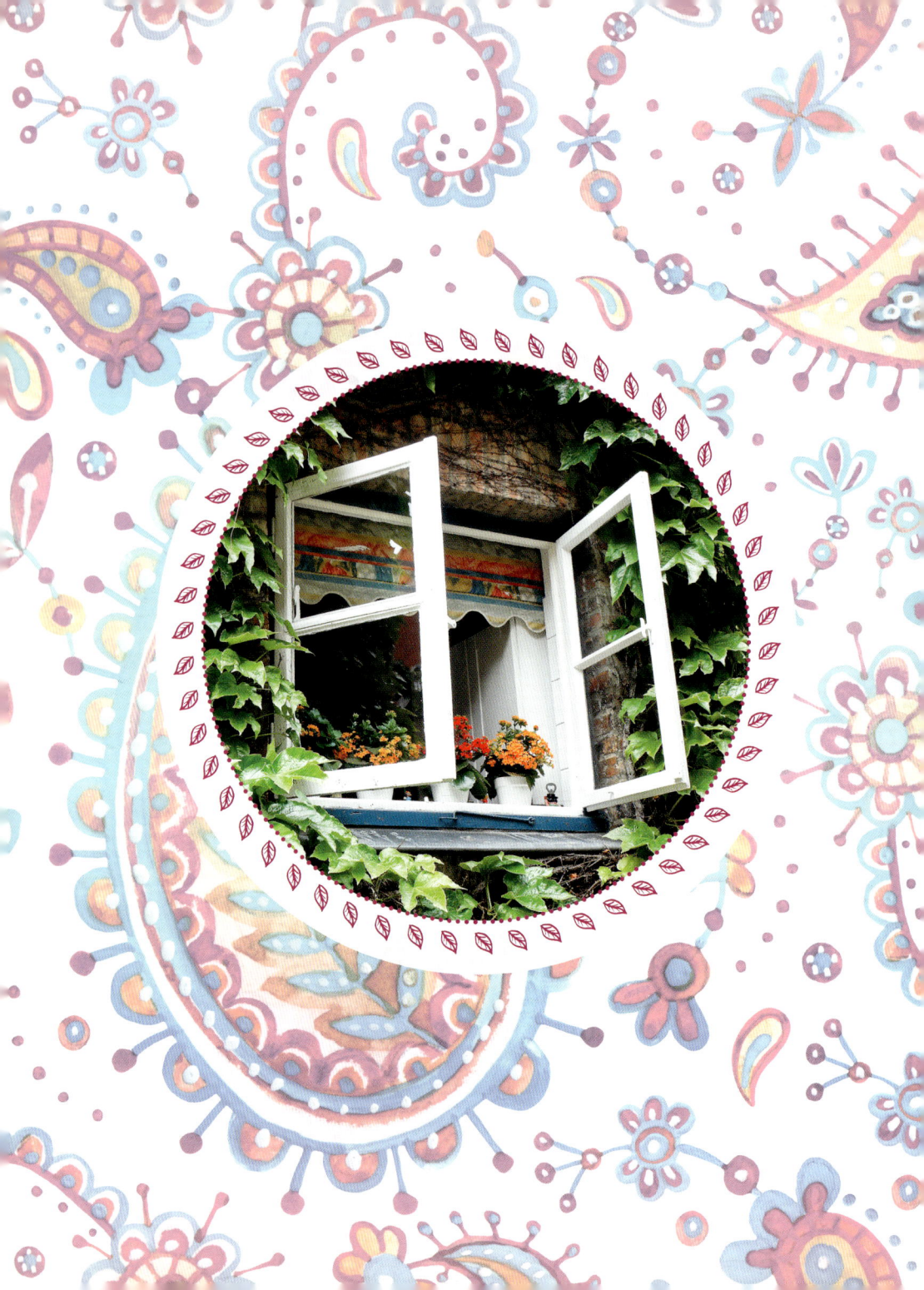

2. Atme dich frei

Der Kopf brummt, nichts geht mehr?
Zeit für eine aktive Mini-Pause vom Arbeitsalltag.
Schenke deinem Körper und Geist einen Frischluftkick.

Ausatmen und Einatmen ist wie Geben und Nehmen. Die Natur macht es uns vor. Wir nehmen frischen Sauerstoff aus der Natur auf und geben Kohlendioxid ab, welchen die Bäume wiederum zum Leben benötigen. Alles ist ein natürlicher Kreislauf. Du bist ein Teil davon.

Öffne das Fenster weit, stelle dich aufrecht davor, die Beine hüftbreit. Schließe die Augen und lass deine Gesichtszüge weich und freundlich werden. Nimm die frische Luft wahr. Frage dich: Wohin strömt der Sauerstoff in meinem Körper? Bewegen sich beim Atmen mein Brustkorb und mein Bauch? Sind meine Schultern dabei locker?

Nun achte auf die unterschiedlichen Geräusche, die von draußen hereinströmen. Bewerte nicht. Lass den Atem fließen, während du lauschst. Führe mit der nächsten Einatmung deine Arme seitlich über deinen Kopf und senke sie ausatmend wieder. Wiederhole die Armbewegung 6-mal und kehre danach erfrischt und erholt an deine Arbeit zurück.

TIPP: Statt Kaffee – diese Übung eignet sich hervorragend als morgendlicher Wachmacher. Übe auf der Terrasse, auf dem Balkon oder am Fenster.

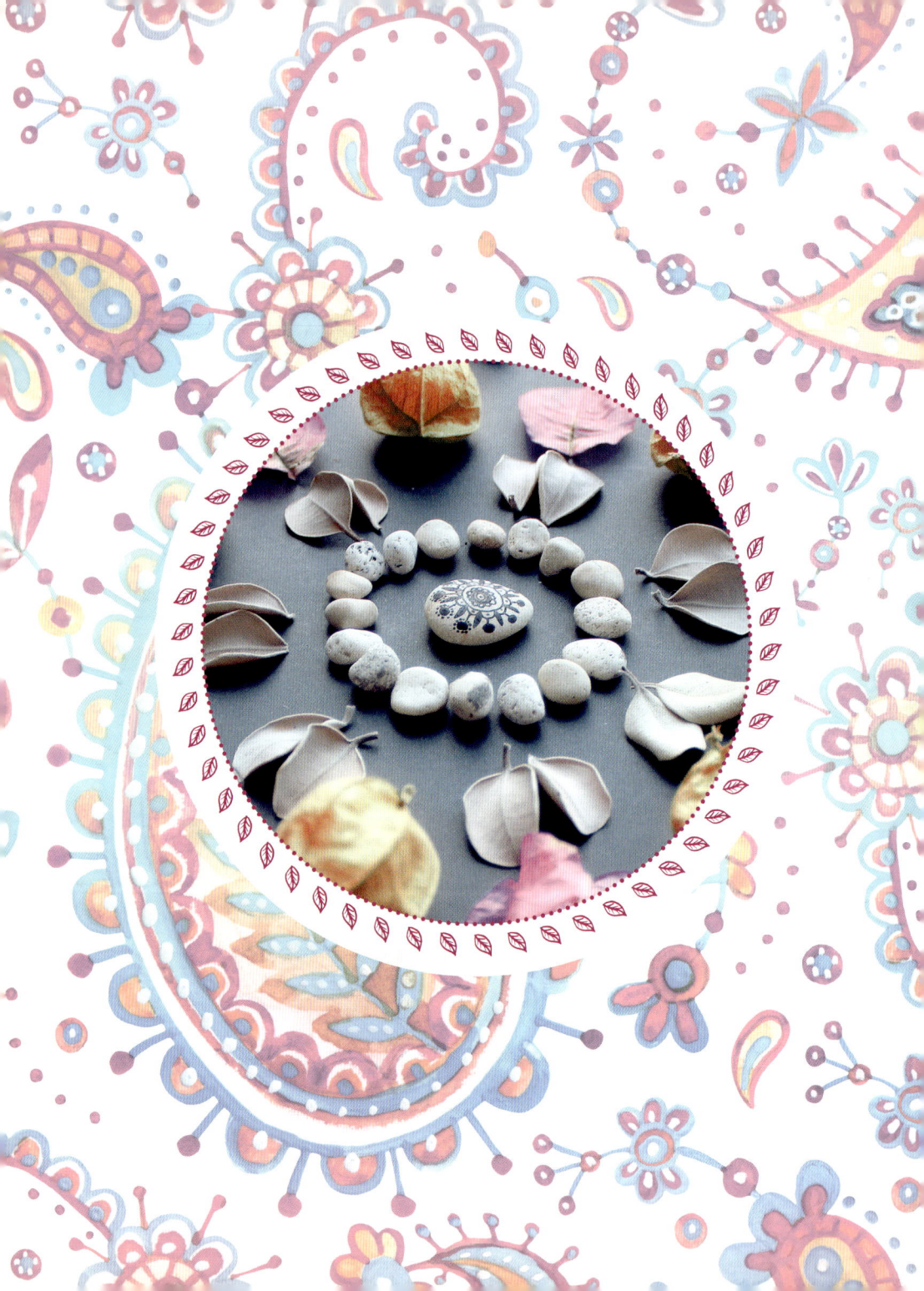

3. Zurück zur Natur

Je mehr wir uns von der Natur entfernen, umso einsamer und unvollständiger fühlen wir uns. Eine innere Leere macht sich breit, die Laune und unser Mut sinken. In solchen Momenten können wir auf die Kraft und Unterstützung der Natur zurückgreifen. Wir sind ein Teil von ihr. Ein kleines Ritual in der Natur kann dir helfen, die Schönheit jedes Augenblickes zu erkennen. Der Aufenthalt in der Natur unterstützt dich beim Erden, Balancieren und Sein. Schon 5 Minuten am Tag sind ein guter Anfang.

Suche dir einen Platz in der Natur, wo du dich wohl und sicher fühlst. Betrachte das Schöne! Nimm die Struktur und Beschaffenheit eines einzelnen Blattes, der Baumrinde, einer Blüte oder eines Steines wahr. Sieh genau hin. Was entdeckst du? Wie fühlt sich dieser Teil der Natur an? Lass deine Gedanken ziehen und komme immer wieder zurück in den Moment des achtsamen Betrachtens. Du kannst aus den gegebenen Naturmaterialien auch etwas Neues kreieren. Ein Naturmandala in symmetrischer Form, ein Herz aus Steinen oder ein lachendes Gesicht aus Stöckchen und Blättern. Deiner Phantasie sind keine Grenzen gesetzt.

Höre auf dein Herz und folge deinen kreativen Impulsen. Alles, was dir die Natur freiwillig zur Verfügung stellt, eignet sich bestens dafür. Entreiße ihr bitte keine Blumen und Äste. Ehre die Natur, wie auch du geehrt und geachtet werden möchtest.

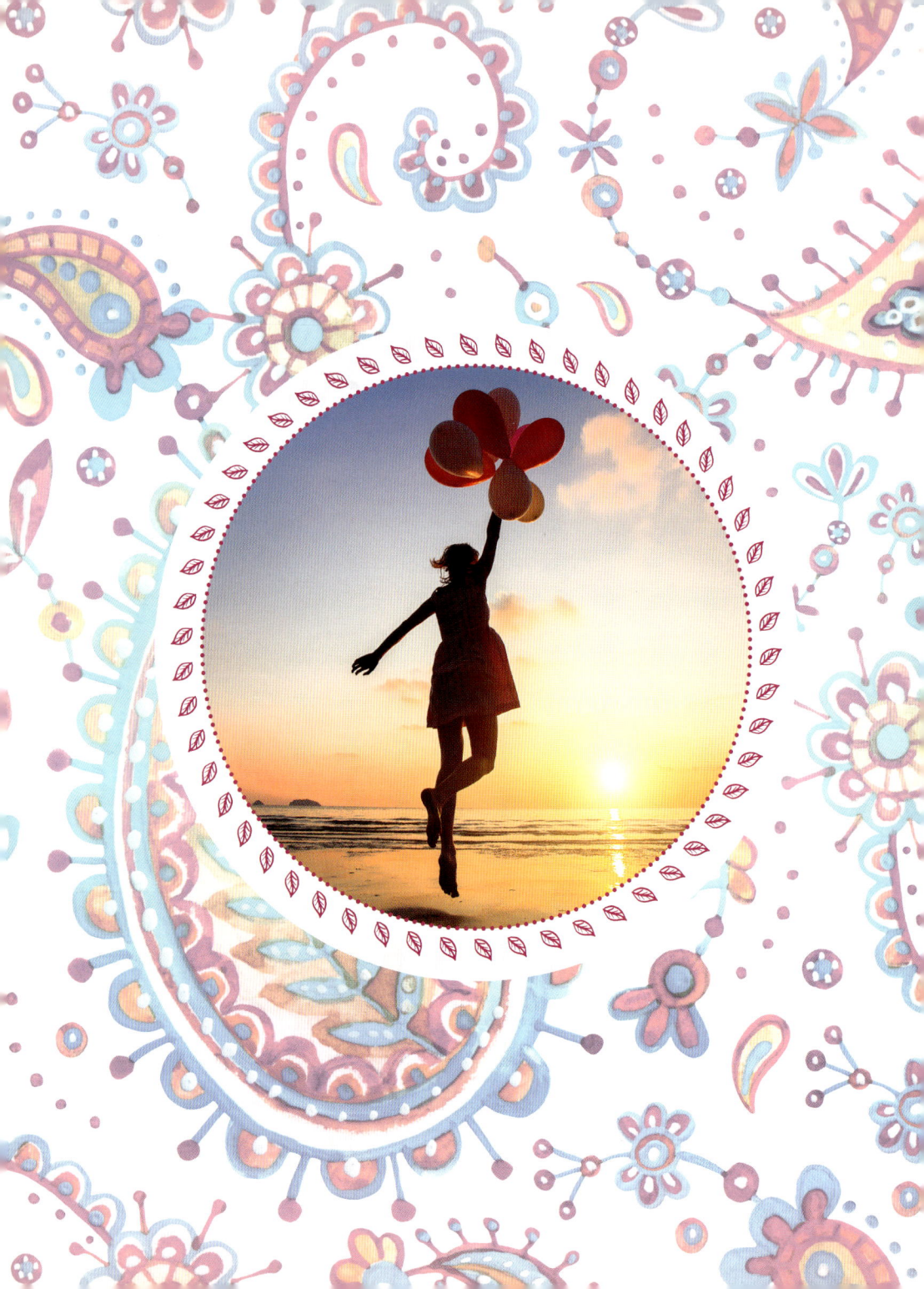

4. Das innere Kind

Mal wieder ein Quatschkopf sein, das ist fein! In Zeiten von Stress und Schlaflosigkeit leidet unsere gute Laune, alles fühlt sich grau und farblos an. Gänzlich ungewollt mutieren wir zum Miesepeter und Nörgler. Unsere Natur entspricht jedoch dem Gegenteil. Laden wir die Fröhlichkeit ganz bewusst wieder in unser Leben ein und kitzeln die Pippi Langstrumpf in uns heraus.

Schlag ein Rad, mach einen Purzelbaum, spring in eine Pfütze, geh rutschen oder schaukeln! Probiere aus, was dir als Kind bereits Spaß machte. Stell deine alltägliche Welt für einige Momente auf den Kopf. Leichtigkeit und Sorglosigkeit möchten gelebt werden. Sieh dir einen lustigen Film an, lies einen Comic, mach Quatsch mit deiner besten Freundin – einfach so. Genieße diesen kindischen Moment, grinse vor dich hin und spüre die Lebendigkeit in dir. Aber Vorsicht, Freude wirkt ansteckend! Und stärkt ganz nebenbei dein Immunsystem.

TIPP: Schau Kindern in deiner Umgebung zu, wie sie ihre Freude ausleben. Wie fühlen sich alberne Momente mit Kindern an? Ausgelassenheit und Authentizität bringen dich deiner wahren Frohnatur Stück für Stück näher.

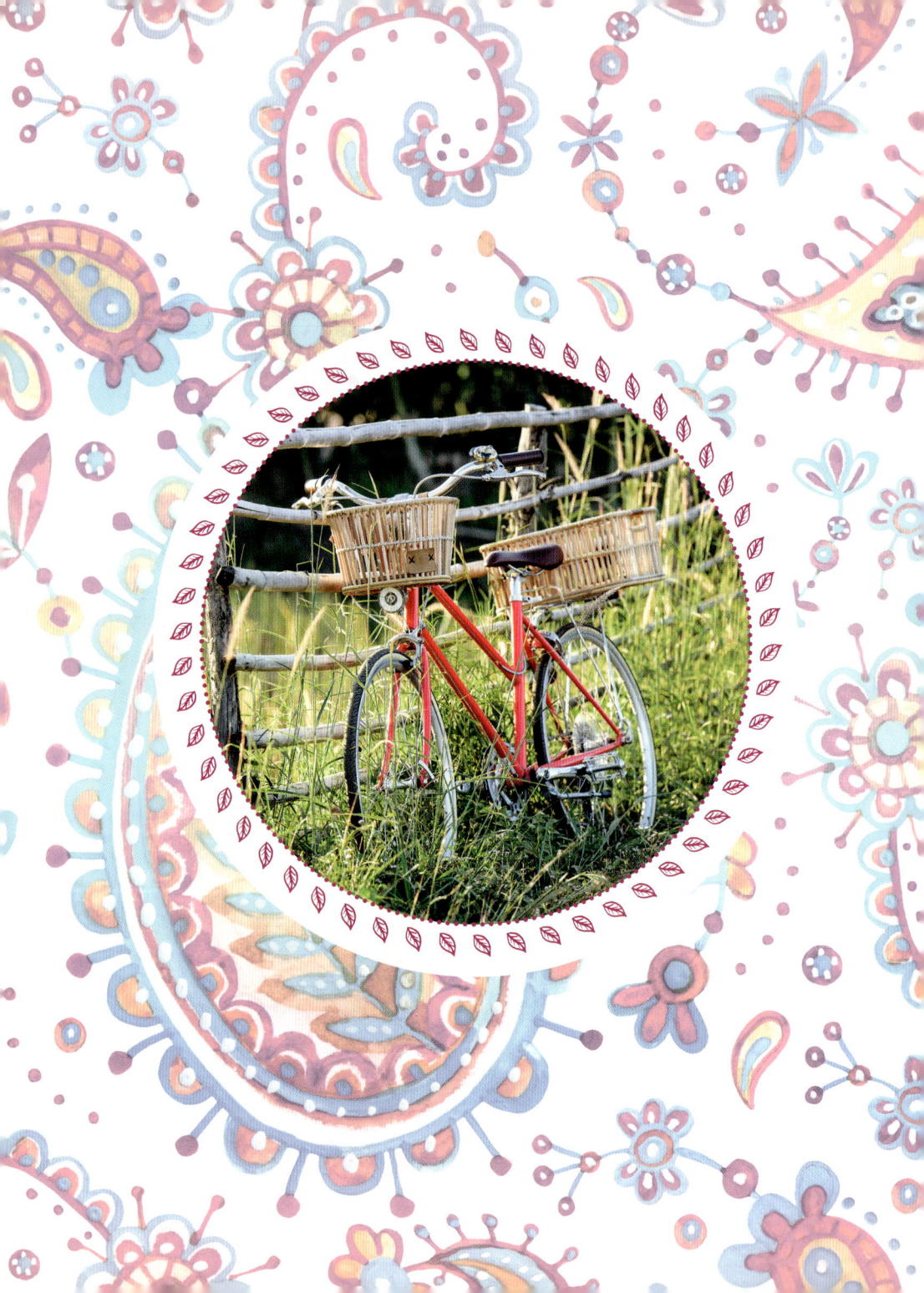

5. Neuer Schwung!

Bewegung jeglicher Art fördert die Gesundheit und das Wohlbefinden, stimmt fröhlich und sorgt für geistige und körperliche Frische. Sind wir in Bewegung, kommt auch die Lebensenergie wieder in Fluss. Wir spüren unsere Lebenskraft und sind positiver gestimmt. Glückshormone werden ausgeschüttet.

Lass heute das Auto und öffentliche Verkehrsmittel links liegen und radle stattdessen zur Arbeit oder zu deinen Freizeitvergnügen. Die Bewegung, frische Luft und der Aufenthalt in der Natur bewirken wahre Wunder. Wachheit, Klarheit und ein sonniges Gemüt sind die Belohnung. Deine Atmung wird durch die Bewegung vertieft. Müdigkeit und Trägheit *(Tamas)* schwinden. Du kommst morgens schneller in die Gänge und nimmst dich wieder als Teil der Natur und ihrer Jahreszeiten wahr.

TIPP: Wie wäre es, regelmäßig eine Station früher aus Bus oder Bahn auszusteigen? Nimm Schritt für Schritt den Boden unter deinen Füßen bewusst wahr. Verlangsame dein Tempo, um mehr wahrzunehmen: die nährende Luft, hübsche Blumen und versteckte Gebäude. Erkunde deine Umgebung aufmerksam und mit allen Sinnen. Freue dich über jede Entdeckung.

Hierzu passt die Gehmeditation (Übung 12).

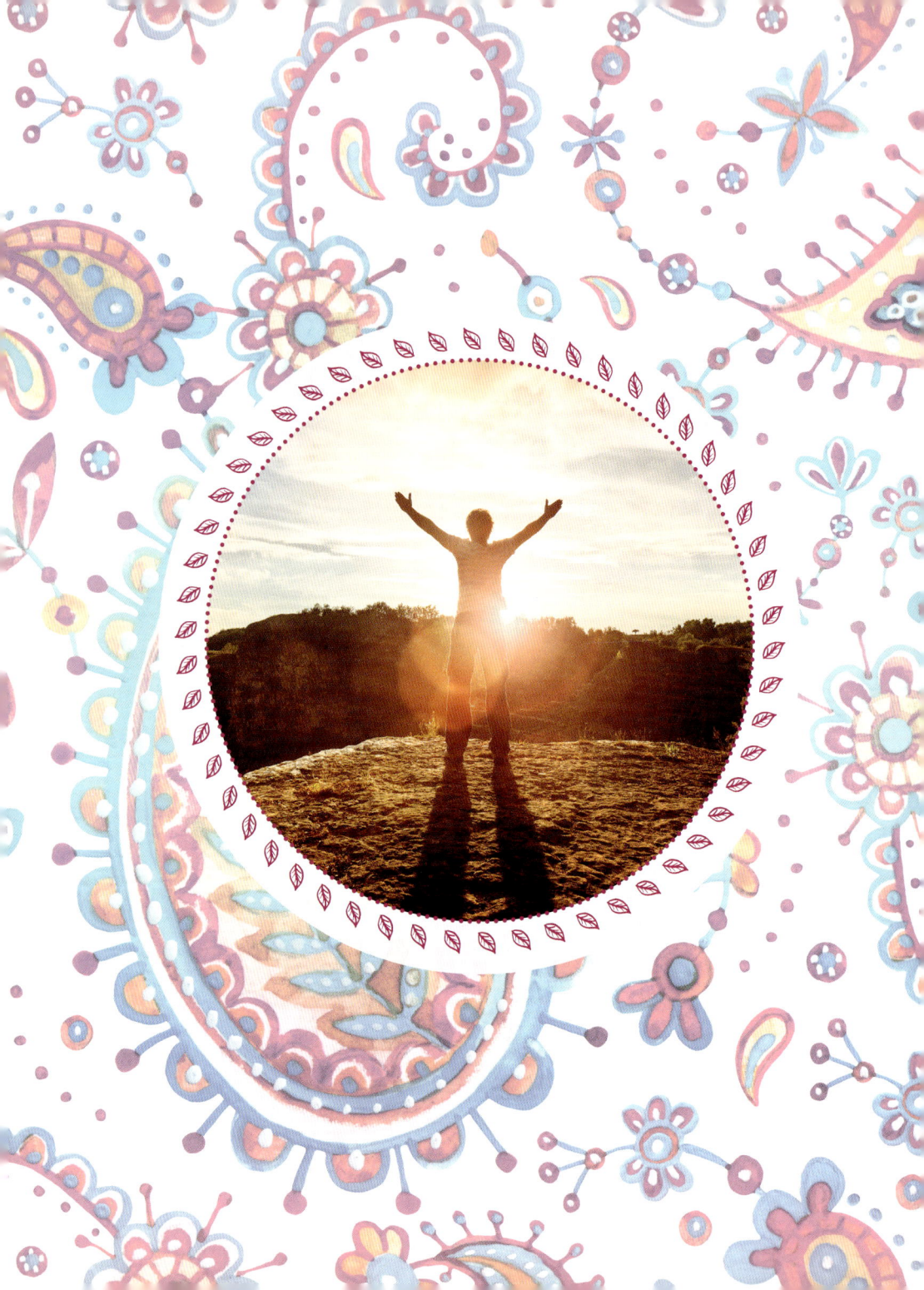

6. Shake it!

Manchmal gelingt es uns einfach nicht, unsere innere Unruhe oder auch unwillkommene Gefühle, wie Frust, Unbehagen oder Wut, in einer stillen Meditation zu reduzieren. Wir sind viel zu aufgewühlt, erregt und ungeduldig. Mit dieser aktiven Meditation lassen sich unangenehme Energien und Ballast abschütteln.

Suche dir einen Ort, an dem du für einige Zeit ungestört und unbeobachtet sein kannst. Wenn du magst, lege deine Lieblingsmusik auf. Komm in den Stand, die Füße hüftbreit, die Knie leicht gebeugt. Werde dir deines ganzen Körpers bewusst und beginne zu wippen und deine Hände und Arme auszuschütteln. Lass die Bewegungen aus dir herausfließen, ohne darüber nachzudenken. Lass jede Körperbewegung zu, auch wenn es sich ungewohnt anfühlt.

Die Augen sind offen oder geschlossen, der Mund ist leicht geöffnet. Finde deinen eigenen Rhythmus. Schüttle immer mehr Körperteile – Arme, Hände, Beine, Füße, lass den Oberkörper nach vorne hängen und schüttle auch diesen aus. Lass alle Anspannung los.

Halte einen Moment mit geschlossenen Augen inne. Beuge nun deine Knie, stütze die Hände in deine Hüften und richte den Oberkörper mit geradem Rücken langsam wieder auf.

7. Reinigendes Duschritual

Die Kraft des Wassers unterstützt dich beim Loslassen und spendet neue Lebensenergie. Es erfrischt und reinigt dich auf körperlicher und mentaler Ebene.

Gönne dir heute eine ausgiebige Dusche und nimm dich und deinen Körper dabei besonders aufmerksam und liebevoll wahr. Beurteile deinen Körper, dein Gesicht, deine Haare nicht, sondern werde dir ihrer stattdessen achtsam bewusst. Nimm wahr, was ist. Erfreue dich an deinem Körper, dem Tempel deiner Seele. Stelle dich mit geschlossenen Augen unter die Dusche und nimm die Temperatur des Wassers und seinen Kontakt mit deiner Haut wahr. Wie fühlt sich das Wasser an? Ist die Wassertemperatur angenehm? Wo berührt das Wasser deinen Körper und wie fühlt sich dieses Element auf deiner Haut an? Übe dich in Achtsamkeit und werde eins mit dem Element Wasser.

Nun lass den Wasserstrahl des Duschkopfes auf dein Kronen-Chakra (Scheitelpunkt deines Kopfes) auftreffen. Stelle dir vor, dass alles Belastende und Negative über den Duschwannen-Ausguss abfließen darf. Fühle, wie das Wasser dich und dein Energiefeld befreit und reinigt. Verweile so lange, wie es sich gut anfühlt. Genieße die Erfrischung und Klärung auf allen Ebenen.

Das Prinzip aller Dinge ist Wasser, aus Wasser ist alles, und ins Wasser kehrt alles zurück.

Thales von Milet

TIPP: Probiere diese Übung während des Sommers in der freien Natur aus. Lass den Sommerregen über dein Gesicht fließen oder stelle dich unter einen Wasserfall. Herrlich erfrischend!

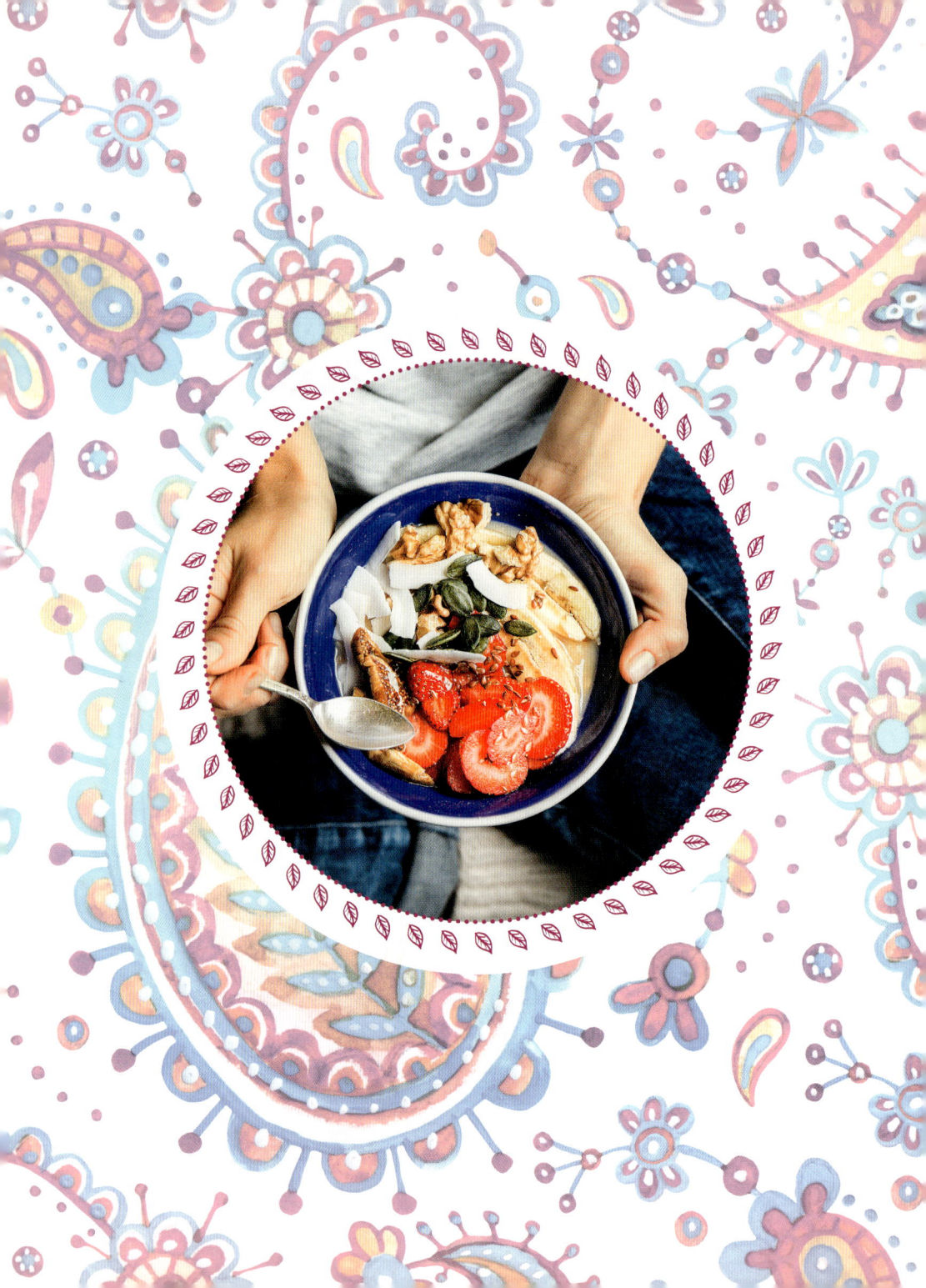

8. Frühstück mit Achtsamkeit

Zu einem entspannten Start in den Tag gehört ein ausgewogenes Frühstück mit Zeit und Muße. Wähle deine Frühstückszutaten nach Frische, Saison und Regionalität aus. Bereite dein Frühstück mit ganzer Aufmerksamkeit zu, richte deine Gedanken auf dein Tun aus. Vermeide Gedanken an das Büro oder die bevorstehende To-do-Liste.

Beginne den Tag mit einer kleinen Achtsamkeits-Meditation und ohne Eile: Genieße dein Frühstück mit geschlossenen Augen. Nimm die feinen Geschmacksnuancen und Aromen der Nahrungsmittel wahr. Esse langsam, bewusst, dankbar.

Laut Hatha Yoga Pradipika sollte die Ernährung an die eigene Konstitution angepasst sein. Es ist sinnvoll, reine *sattvische* Nahrung – z. B. frisches Obst und Gemüse, Getreide, Vollkornbrot, Vollkornreis, Milch, Ghee, Nüsse, Samen, Sprossen, Honig und Kräutertee – in gesundem Maß zu sich zu nehmen und ein Viertel des Magens leer zu lassen. Ein übervoller Magen führt zu Trägheit und Müdigkeit *(Tamas)*. Beim langsamen und sorgfältigen Kauen nimmst du bewusst wahr, wann du ausreichend gegessen hast. Die Verdauung beginnt bereits im Mund. Kaue dich Biss für Biss mit Achtsamkeit zu mehr Wohlbefinden.

9. Himmlischer Tanz

Ein Tänzchen wagen – das tun wir in unserem Alltag viel zu selten. Dabei ist das Tanzen seit jeher fester Bestandteil unserer Gesellschaft: als Ritual, Sportart, Brauchtum, Kunst oder Therapie. Tanzen fördert das Gleichgewicht, sorgt für mehr Beweglichkeit in Hüfte und Wirbelsäule und kräftigt Bänder, Sehnen und Gelenke. Durch die Bewegung zur Musik lösen sich Spannungen in Körper und Seele, die Lebensfreude wird gesteigert und es dient als wunderbares Herz-Kreislauf-Training, egal in welchem Alter.

Lege deine Lieblingsmusik auf und gib dich dem Rhythmus des Lebens hin. Verbinde dich mit jedem Schritt, jeder intuitiven Bewegung mit dir selbst. Erde dich, stampfe, hüpfe. Drehe dich um dich selbst, langsam oder schnell. Bewege deine Arme, Beine, Hüfte und probiere mutig neue Bewegungen aus. Lass dich von deinem Körper und der Musik inspirieren und führen. Denke nicht nach, sondern gib dich deinem persönlichen Tanz hin. Genieße deine tanzende Präsenz im Hier und Jetzt.

Tanzen ist Träumen mit den Beinen.

Tanzen beeinflusst deinen Gemütszustand positiv und unterstützt deinen persönlichen Ausdruck. Befreie dich von selbst auferlegten Fesseln. Schon einige Tanzminuten verhelfen dir zu mehr Selbstbewusstsein, Freude im Herzen und Lebendigkeit.

TIPP: Tanzen unter freiem Himmel, gerne barfuß, wird zu einem himmlischen Erlebnis. Die Rückverbindung zur Natur stärkt deine natürliche Ausgeglichenheit.

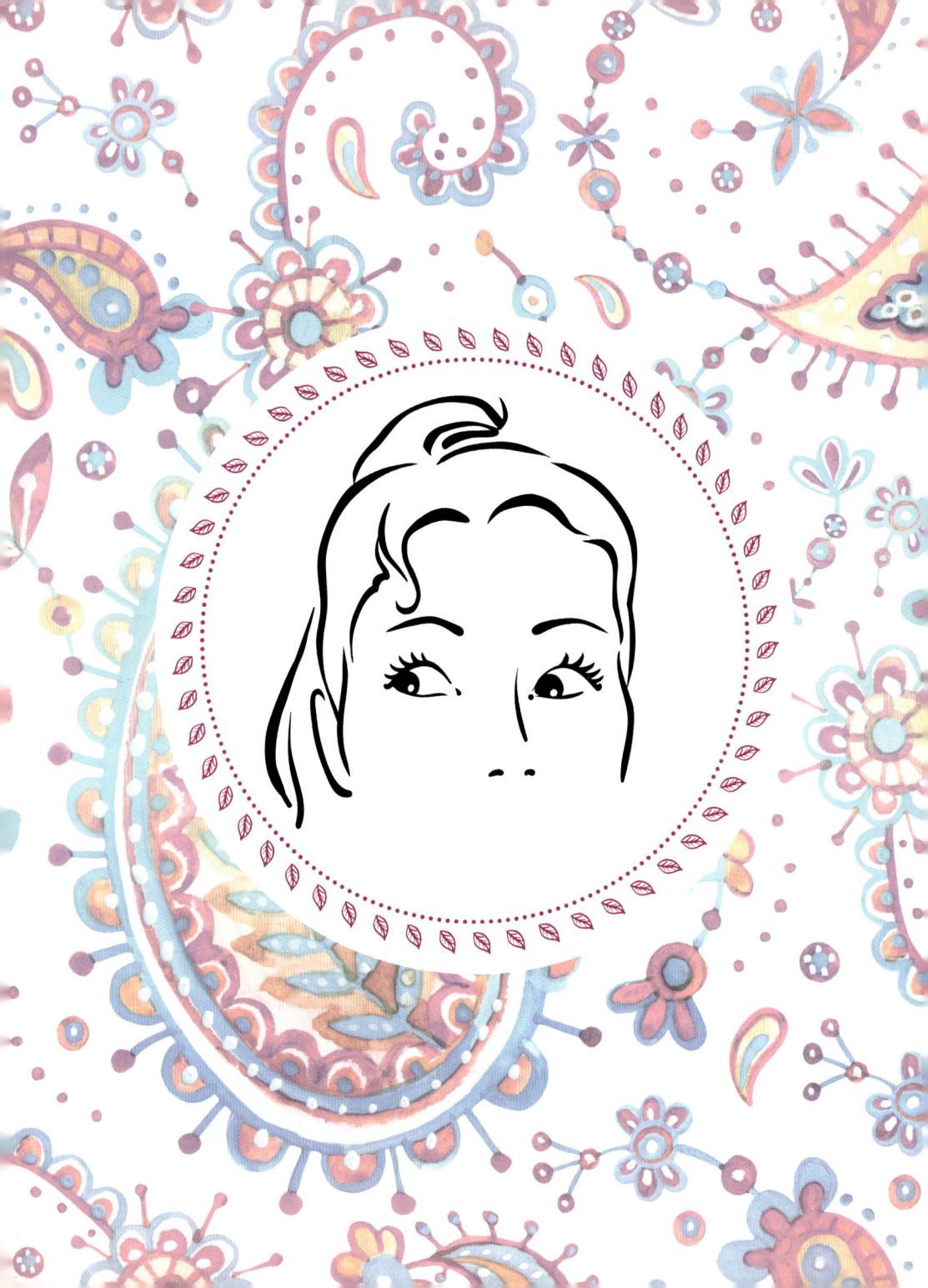

10. Augenentspannung

Ob Computer, Smartphone oder Fernseher – unsere Augen sind mittlerweile den ganzen Tag im Dauereinsatz und werden gefordert. Bildschirmarbeit sorgt für eine rasche Ermüdung unserer Augenmuskulatur. Verwöhne deinen Blick mit kleinen Pausen. Mit Augen-Yoga trainierst du den Sehnerv und stärkst deine Sehkraft, du beugst Kopfschmerzen und Verspannungen vor.

Setze dich aufrecht hin und halte deinen Kopf gerade. Deine Schultern sind locker und entspannt. Kreise mit beiden Augen langsam 8-mal rechts herum, dann 8-mal links herum. Der Kopf bleibt dabei möglichst ruhig. Dann schließe beide Lider und gönne deinen Augen für etwa 1 Minute ganz bewusst Ruhe und Entspannung.

Öffne deine Augen wieder und strecke den rechten Arm nach vorne aus. Die Hand ist locker zur Faust geballt, der Daumen zeigt nach oben. Fixiere mit deinem Blick den Daumen, während dein Arm so weit wie möglich nach rechts wandert. Dein Kopf bewegt sich nicht mit, nur deine Augen wandern nach rechts. Verweile für einige ruhige Atemzüge, führe den Arm langsam zurück zur Mitte und wechsle die Seite. Spüre mit geschlossenen Augen nach.

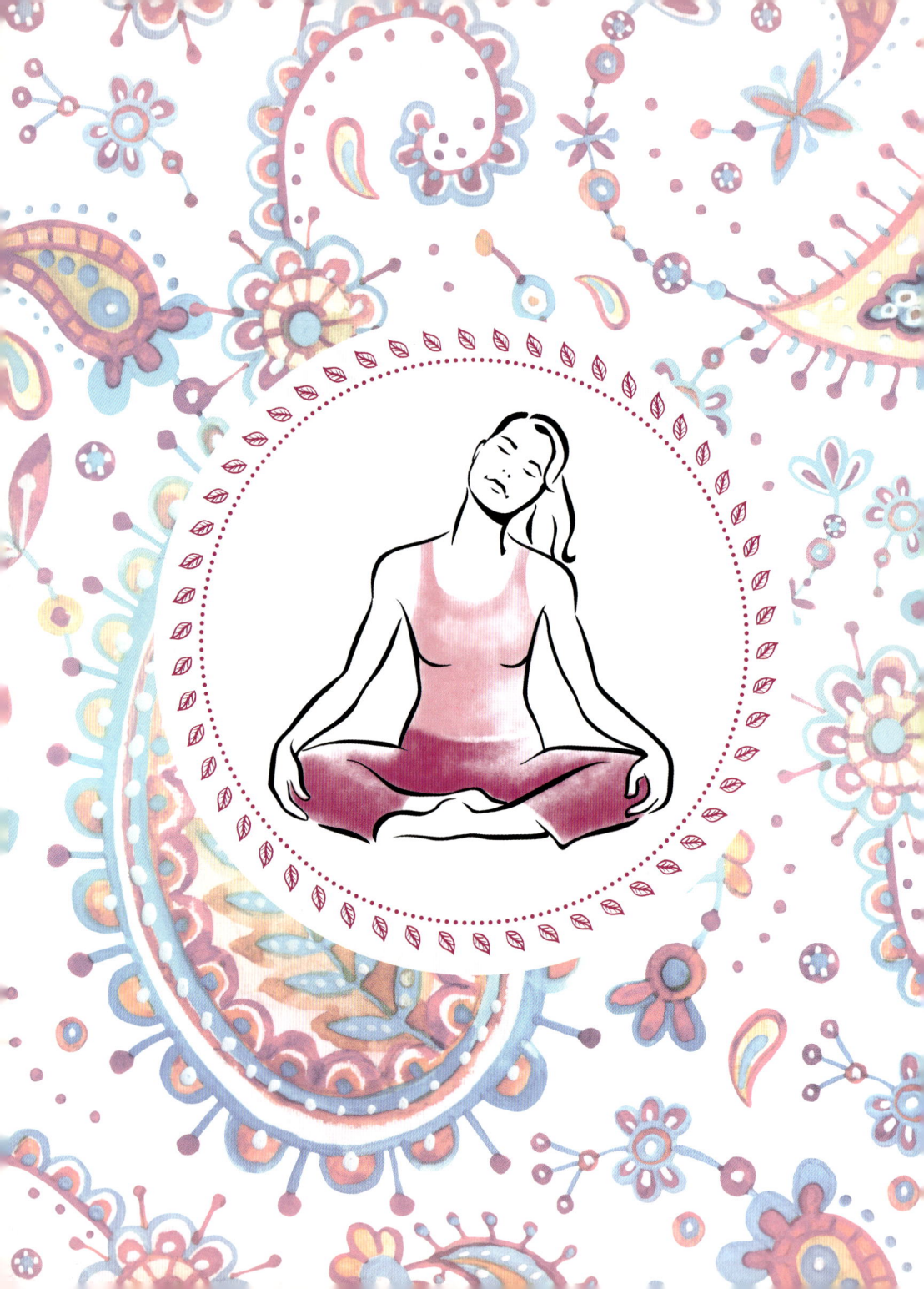

11. Nackendehnung

Zu viele Gedanken, Sorgen, Stress und innere Unruhe, aber auch Bewegungsmangel oder eine falsche Körperhaltung führen zu Muskelverspannungen im Schulter-Nacken-Bereich. Ein paar Minuten Dehnen, am besten täglich, lindert diese Verspannungen und beugt ihrem Entstehen vor.

Die seitliche Nackendehnung kannst du sitzend oder stehend ausführen. Atme hierbei ruhig ein und senke mit der Ausatmung deinen Kopf zur rechten Seite ab, sodass dein rechtes Ohr zur rechten Schulter fließt. Achte auf ruhige, achtsame Bewegungen. Erzwinge nichts. Es darf geschehen. Atme in deine linke gedehnte Halsseite hinein. Mit jedem weiteren Ausatmen sinkt deine linke Schulter etwas mehr zum Boden hin. Verweile in der Dehnung für mindestens 6 Atemzüge. Einatmend führst du den Kopf zurück zur Mitte. Ausatmend lässt du den Kopf zur linken Seite sinken. Dein linkes Ohr bewegt sich zur linken Schulter. Deine rechte Schulter sinkt bei jedem Ausatmen tiefer nach unten. Bleibe 6 Atemzüge in der Dehnung. Einatmend führst du den Kopf zur Mitte zurück. Ausatmend senkst du deinen Kopf nach vorne, dein Kinn sinkt mit jedem Ausatemzug mehr zum Brustbein. 6 Atemzüge bleiben und loslassen. Einatmend das Kinn wieder anheben. Nachspüren.

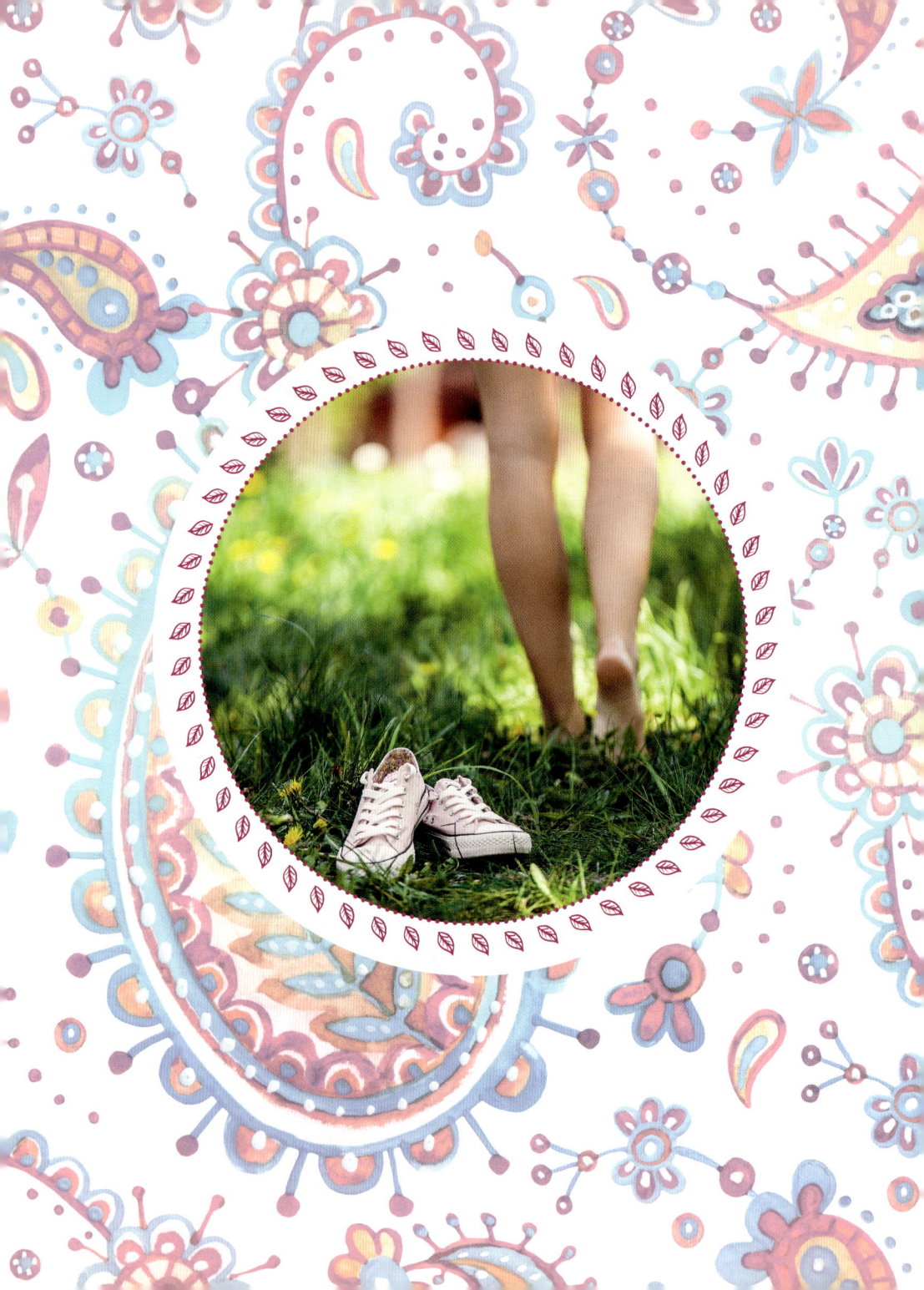

12. Gehmeditation

Wie oft gehst du nur, um von A nach B zu kommen und bist dir des zurückgelegten Weges nicht bewusst? Die Gedanken sind nicht beim Gehen, sondern wir planen die Zukunft oder sinnieren über das Vergangene nach. Durch die Gehmeditation entwickelst du Ruhe und Gelassenheit, was zu mehr innerem Frieden führt. Du gehst, um zu gehen, nicht um anzukommen.

Suche dir für die Gehmeditation einen schönen Weg aus, am besten in der Natur, z. B. im Park oder Wald. Beginne, langsamen Schrittes zu gehen. Werde dir deines Bewegungsablaufes bewusst. Rolle beim Gehen deinen Fuß bewusst von der Ferse bis zur Spitze ab. Stimme deine Atmung auf den Vorgang des Gehens ein. 4 Schritte lang einatmen und 4 Schritte lang ausatmen. Sollte der vorgegebene Atem-Bewegungs-Rhythmus bei dir Unwohlsein auslösen, dann beobachte deine Schritte und lass den Atem frei geschehen. Konzentriere dich auf das Gehen und löse dich dabei mehr und mehr von deiner Umwelt. Immer wenn deine Gedanken umherwandern, komme zurück zur Beobachtung des Gehens.

TIPP: Du kannst drinnen oder draußen üben. Barfuß gehen intensiviert das Geh-Erlebnis, du spürst die Verbindung zur Erde besser und stimulierst nebenbei deine Fußreflexzonen.

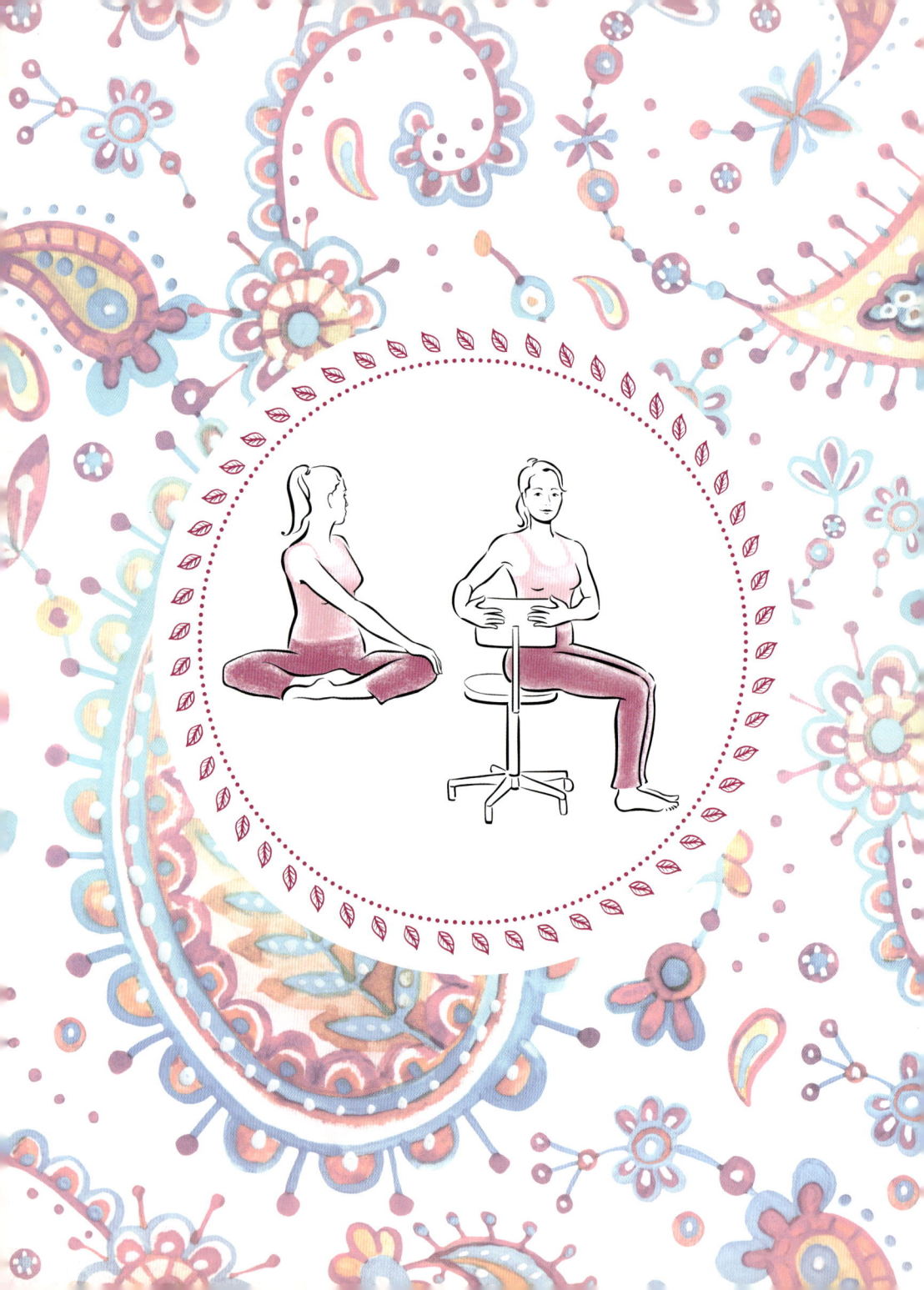

13. Dreh-Moment

Rotationen in der Wirbelsäule stärken und mobilisieren unseren Rücken. Der Stoffwechsel und die Verdauung werden aktiviert und der gesamte Organismus wird vitalisiert. Auf emotionaler Ebene stärken Rotationen das Rückgrat und die innere Mitte.

Komme mit aufgerichteter Wirbelsäule in einen Sitz mit gekreuzten Beinen, z.B. in den Schneidersitz *(Sukhasana)*. Mit der nächsten Einatmung hebst du die Arme nach oben an und drehst dich mit der Ausatmung zur rechten Seite. Dabei legst du die linke Hand auf deinem rechten Knie ab und stützt deine rechte Hand hinter deinem Rücken auf. Verweile für 6–8 Atemzüge. Einatmend nimmst du die Länge deiner Wirbelsäule wahr, hebst deinen Brustkorb an und fließt ausatmend in die Rotation hinein. Sanft und achtsam. Dann hebst du einatmend die Arme nach oben an und übst die andere Seite auf die gleiche Weise für 6–8 Atemzüge.

TIPP: Diese Drehhaltung lässt sich wunderbar auf einem (Büro-)Stuhl ausführen, sofern er keine Armlehnen hat: seitlich auf den Stuhl setzen, beide Füße fest mit dem Boden verwurzeln. Dein Oberkörper ist aufgerichtet. Mit der Ausatmung drehst du dich so, dass du die Rückenlehne mit beiden Händen fassen kannst. Achtsam lässt du mit jedem Ausatmen etwas mehr Rotation zu und wechselst dann die Seite.

14. Vokalatmung

Die Vokalatmung ist eine Entspannungsmethode, die auch wunderbar mit weiteren Atemübungen, wie z. B. der Bienenatmung (Mondrituale, Nr. 16), kombiniert werden kann. Sie stärkt die Atemmuskulatur und die Stimmbänder. Angstgefühle können reduziert und der Atem beruhigt werden. Die Stimme wird geklärt und gekräftigt.

Komme in eine bequeme und aufrechte Sitzposition. Nimm die Länge deiner Wirbelsäule wahr und lass deinen Unterbauch locker. Atme ruhig durch die Nase ein. Bei jeder Ausatmung singst du folgende Vokale und richtest deine Konzentration auf den entsprechenden Körperbereich (von unten nach oben oder von oben nach unten ausführbar):

Spüre während der Atmung die heilende Wirkung
in folgenden Körperbereichen:

U – Beckenraum – Wurzelchakra *(Muladhara Chakra)*
O – Bauchraum – Sakralchakra *(Svadisthana Chakra)* und
 Nabelchakra/Solarplexus *(Manipura Chakra)*
A – Brustraum – Herzchakra *(Anahata Chakra)*
E – Hals/Nacken – Halschakra *(Vishuddha Chakra)*
I – Kopfbereich – Stirnchakra *(Ajna Chakra)*
Dem Kronenchakra *(Sahasrara Chakra)* wird kein Vokal zugeordnet.

Die Vokalatmung kannst du mit offenen oder geschlossenen
Augen ausführen, wie du dich wohler fühlst.
Am besten 3 Runden lang tönen.

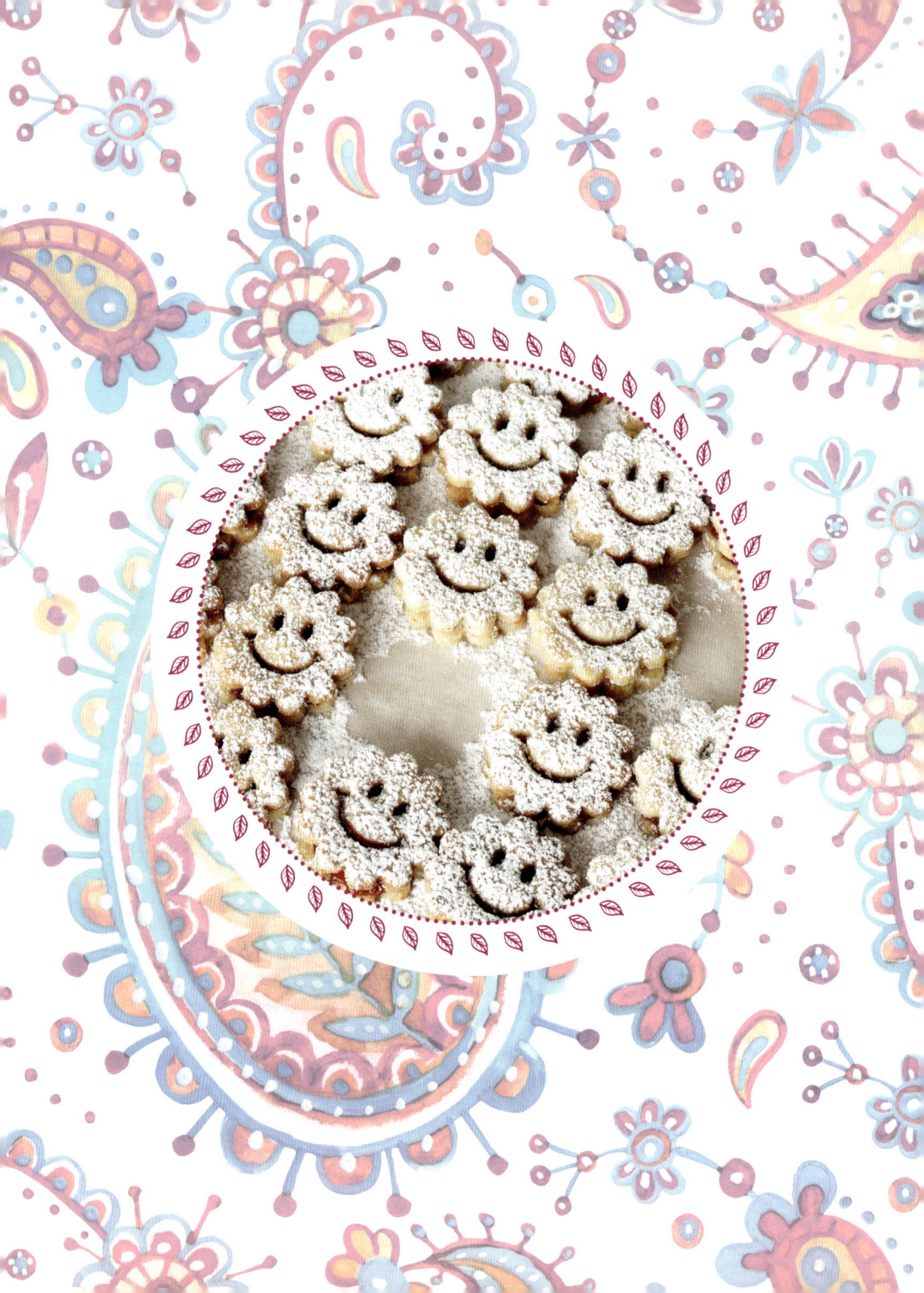

15. Freude verschenken

Heute schon gelächelt? Lachen tut so gut und führt nachweislich zu mehr Wohlgefühl. Es wird aufgrund seiner positiven, ganzheitlichen Auswirkungen auch therapeutisch eingesetzt. Lachen befreit, senkt den Stresspegel und stärkt das Immunsystem. Glückshormone, die Endorphine, werden ausgeschüttet und der Stoffwechsel angeregt. Bei jedem Lachen erhält dein Gehirn einen positiven Impuls. Lachst du mit offenem Mund, wird zudem deine Atmung intensiviert und die Durchlüftung deiner Lungen verbessert.

Schenke dir und deinem Spiegelbild heute gleich morgens ein Lächeln. Ziehe die Mundwinkel nach oben und grinse dich selbst an. Nimm wahr, was das Lächeln in dir auslöst.
Gehe einen Schritt weiter und schenke dein Lächeln deiner Umwelt. Werde zu einem Sympathieträger. Sorge für positive Schwingungen und das Leben wird dir in vielfältiger Weise zurücklächeln. Ein freundlicher Gesichtsausdruck spendet Vertrauen – ein Lächeln ist der kürzeste Weg zwischen zwei Menschen.

Wage es, auf der Straße einem fremden Menschen ein Lächeln zu schenken. Einfach so!

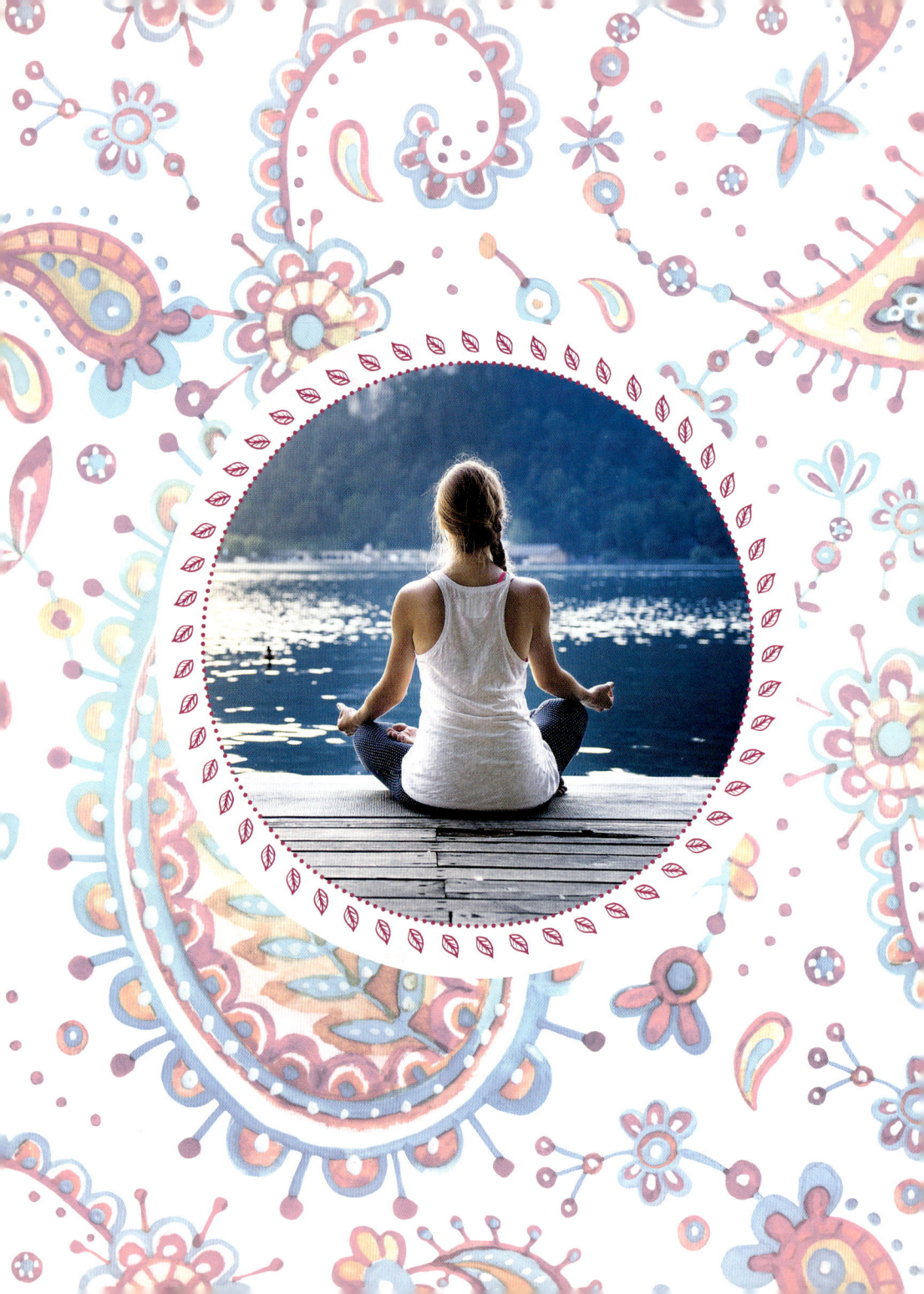

16. Ein guter Sitz

Ob auf der Yogamatte, in der U-Bahn oder auf deinem Bürostuhl: Erst die optimale Sitzposition lässt deinen Atem, das *Prana* (Sanskrit für Lebenskraft), optimal durch deinen Körper fließen. Wenn dein Sitz bequem ist, können Körper und Geist zur Ruhe kommen. Als Hilfsmittel sind Sitzkissen, Sitzbänkchen und zusammengerollte Decken möglich, die eine Aufrichtung der Wirbelsäule erleichtern. Probiere aus, was für deinen Körper am angenehmsten ist.

Checkliste für deinen guten Sitz:
- Die Sitzbeinhöcker sind auf einer Ebene.
- Beide Knie sind auf einer Ebene, unterhalb des Beckengürtels.
- Das Becken und die Wirbelsäule sind aufgerichtet.
- Das Brustbein strebt nach vorn und oben.
- Die Schultern sind entspannt und fließen nach hinten.
- Der Nacken ist lang, das Kinn zieht dabei sanft in Richtung Halsgrube.
- Das Gesäß sinkt tief in die Unterlage ein.
- Die Kiefergelenke sind locker.
- Die Gesichtsmuskulatur ist entspannt.

Dieser Sitz ist auch die Basis für jede Art von Meditation und Innenschau. Er folgt dem Patanjali Yoga Sutra 2.46 *Sthira Sukham Asanam*, d.h. die Körperhaltung sollte »stabil und leicht« sein, der Sitz »fest und angenehm«. Beim Meditieren kannst du die Augenlider sanft schließen.

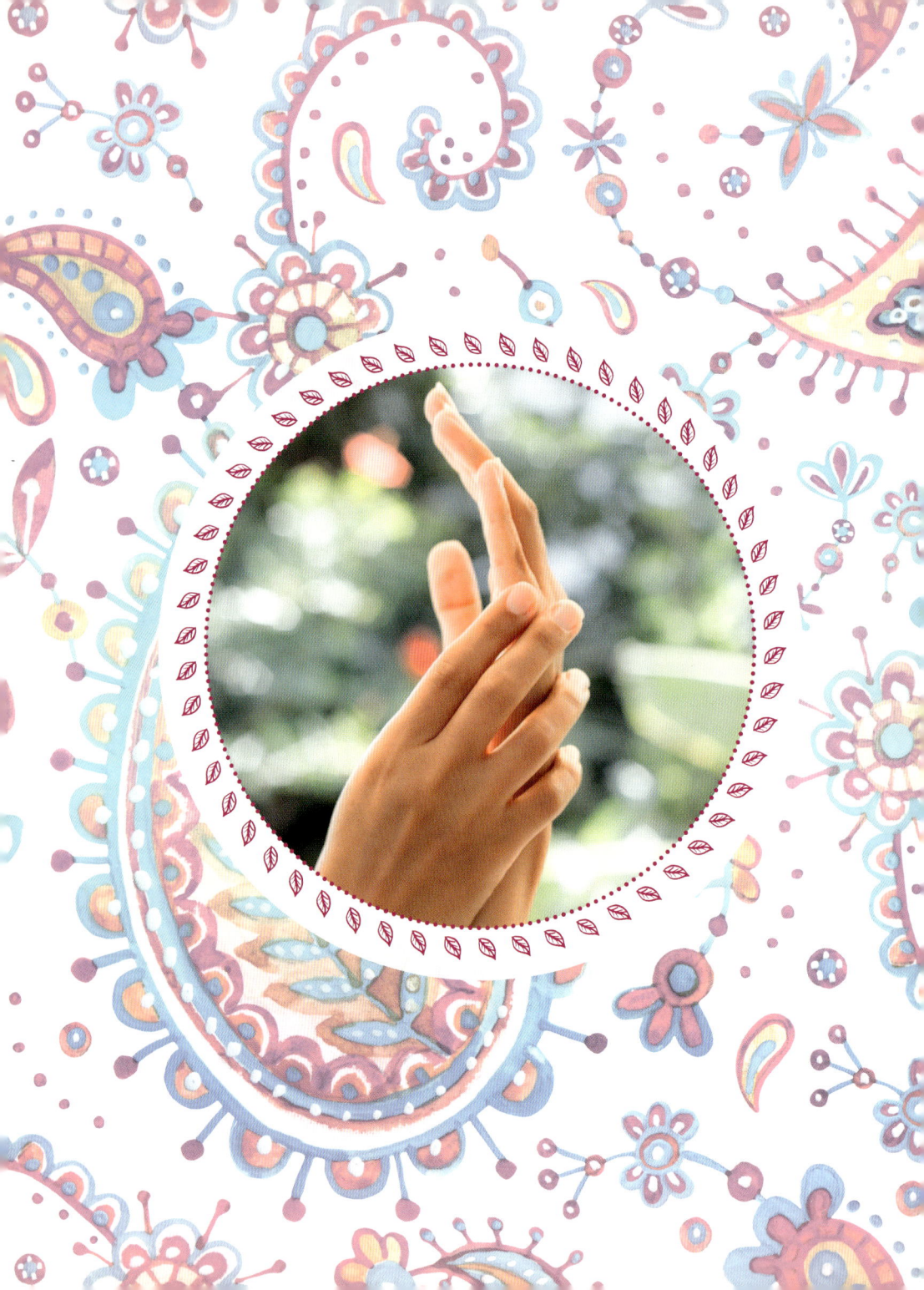

17. Sinnlicher Seelenstreichler

Eine liebevolle Handmassage kann Wunder bewirken und deine Seele streicheln. Die Massage zählt zu den ältesten Entspannungsritualen und Heilmitteln der Welt. Das Kneten, Drücken, Ziehen, Dehnen und Reiben von Haut, Muskulatur und Bindegewebe löst körperliche Verspannungen und sorgt für dein seelisches Wohlbefinden.

Verwöhne dich selbst. Deine Hände sind den ganzen Tag im Einsatz, sie geben und empfangen. Nimm dir etwa 10 Minuten Zeit für dieses Ritual der Entschleunigung und Erholung. Vorkenntnisse sind keine nötig. Probiere aus, was dir guttut: Streiche, knete, massiere jeden einzelnen Finger von der Fingerwurzel bis zur Fingerspitze. Massiere mit deinem Daumen und sanftem Druck die Handinnenfläche und den Daumenballen. Vergiss auch die Zwischenräume der Finger nicht. Massiere dort, wo es wehtut oder ein Problem vorliegt, etwas länger. Schenke jeder Hand 3–5 Minuten Zeit und liebevolle Hinwendung. Spürst du, wie die Energie in deinen Händen wieder besser fließt?

Für noch mehr Sinnlichkeit verwende Handbalsam oder eine wohlduftende Creme, die deine Hände verwöhnt und geschmeidig hält. Gerade im Winter eine Wohltat!

BEACHTE: Bei verletzter oder gereizter Haut bitte nicht massieren.

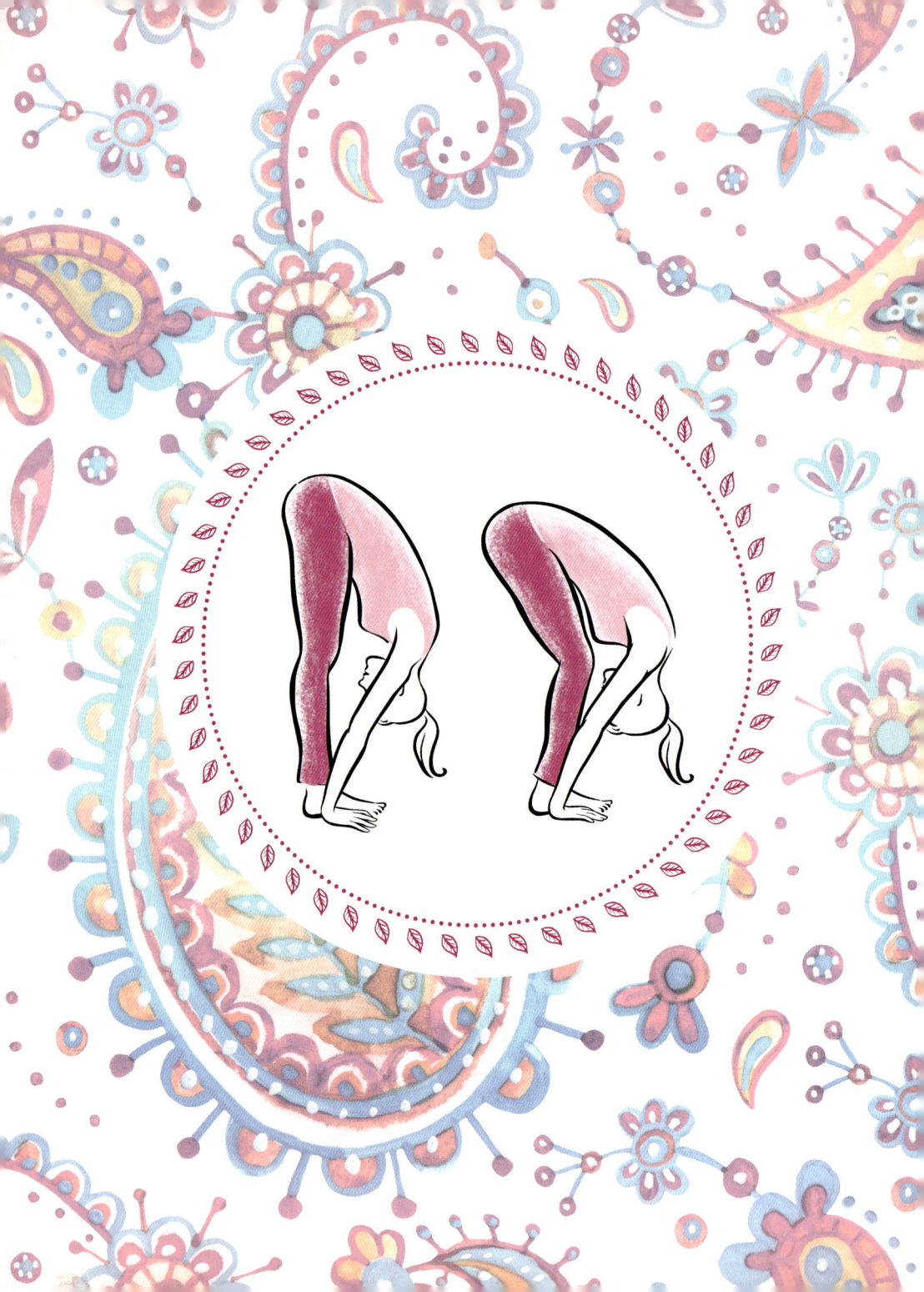

18. Vorbeuge

Verspürst du Unwohlsein im Rücken oder Belastendes auf den Schultern? *Uttanasana*, die Vorbeuge über beide Beine, hilft dir dabei, deine Wirbelsäule und gesamte Rückenmuskulatur zu entlasten, Geist und Nerven zu beruhigen. Sie hilft bei psychischer Belastung und Erschöpfung und schenkt dir neue Energie.

Stehe schulterbreit und fest geerdet. Spüre die Verbindung deiner Füße mit Mutter Erde. Lass den Atem zur Ruhe kommen. Einatmend hebst du nun beide Arme über den Kopf, die Fingerspitzen sind zum Himmel ausgerichtet. Deine Handflächen sind einander zugewandt, die Schultern entspannt. Nimm deine Aufrichtung wahr. Ausatmend lässt du den gesamten Oberkörper und deine ausgestreckten Arme aus der Hüfte heraus zum Boden sinken. Am Anfang der Bewegung ist dein Rücken lang und gerade. Je tiefer dein Oberkörper sinkt, umso runder darf dein Rücken werden.

Erzwinge nichts, beuge deine Knie, bis dein Bauch die Oberschenkel touchiert und deine Fingerspitzen oder Handflächen den Boden berühren. Genieße die Entlastung im Rücken- und Schulterbereich.

Beginne mit der Einatmung und richte den Oberkörper langsam wieder auf, gerne auch hier mit leicht gebeugten Knien. Deine Arme führst du über den Kopf, Rücken und Nackenbereich bilden eine Linie. Ausatmend senkst du deine Arme wieder ab. Übe den Ablauf 4–6-mal.

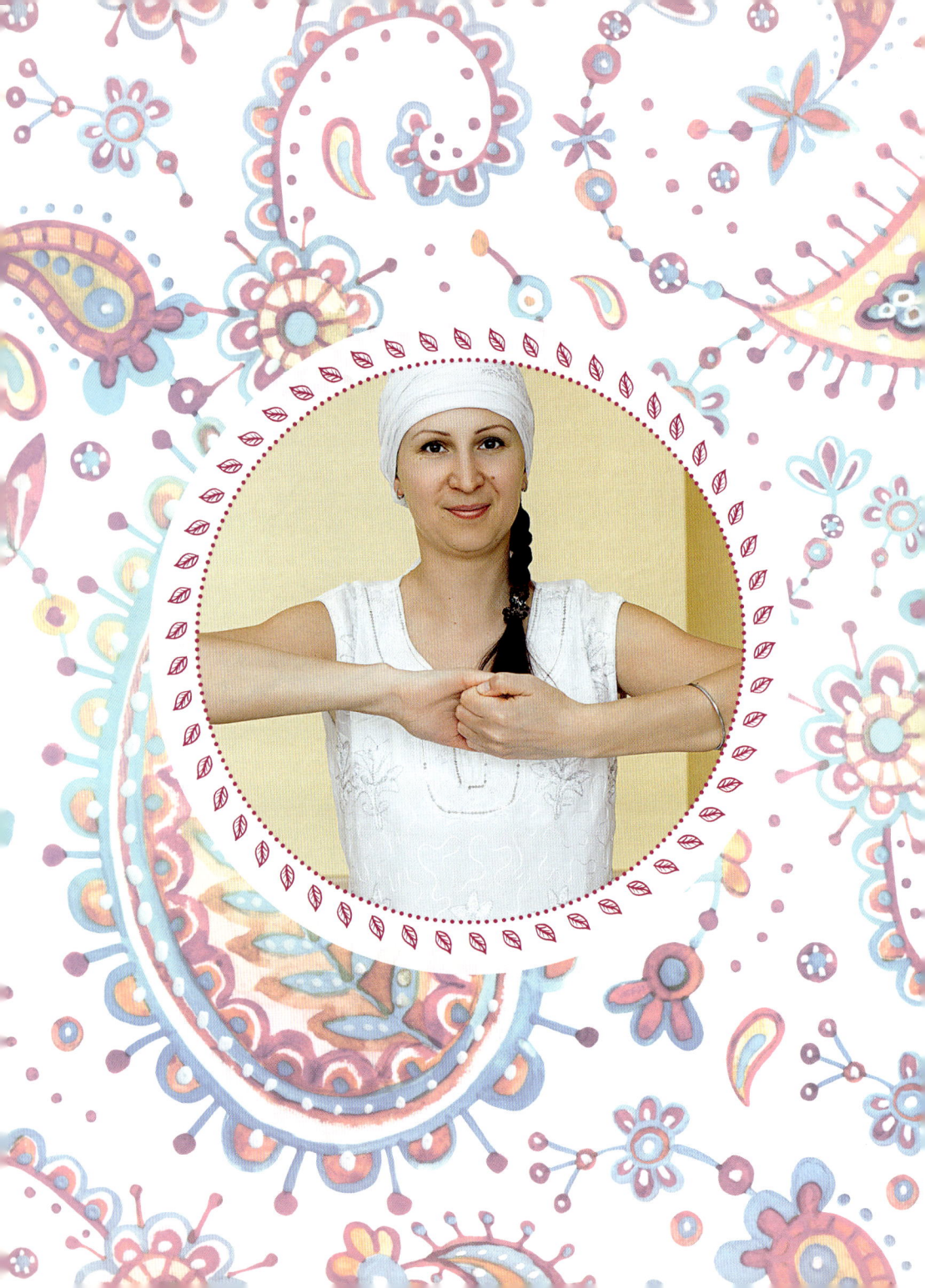

19. Ganesha Mudra

Es gibt Tage und Zeitqualitäten, die fordern uns heraus, rauben unsere Zuversicht, wir fühlen uns unzureichend, gar minderwertig. Unser Selbstwertgefühl schwindet. In dieser Phase helfen dir die Eigenschaften eines besonderen Elefanten: Der weise Ganesha, die Gottheit mit Elefantenkopf, die alle Hindernisse beseitigt. Ganesha steht in der indischen Mythologie für den Schutz von Wahrheit und Weisheit. Das wirkungsvolle Ganesha Mudra, eine Handgeste, öffnet und dehnt deinen Brustraum *(Anahata*, gemäß der Chakrenlehre). Dieses Mudra fördert deinen Mut, die Liebe und Offenheit im Hinblick auf die Mitmenschen. Und stärkt die Selbstliebe.

Bringe deine linke Hand mit der Handinnenfläche nach außen vor deine Brust. Die Finger sind gekrümmt. Bringe deine rechte Hand dazu, der Handrücken zeigt nach außen, hake die Finger beider Hände ineinander. Lege nun deine Hände in Herzhöhe nah an deine Brust. Der Oberkörper ist aufgerichtet.

Während der Ausatmung ziehst du die Hände spürbar auseinander, ohne die Finger loszulassen. Dabei werden die Brust- und Oberarmmuskeln angespannt. Einatmend die Spannung wieder loslassen. 6–8-mal wiederholen. Danach die Hände sanft auf dein Brustbein legen und nachspüren. Dann die andere Seite üben.

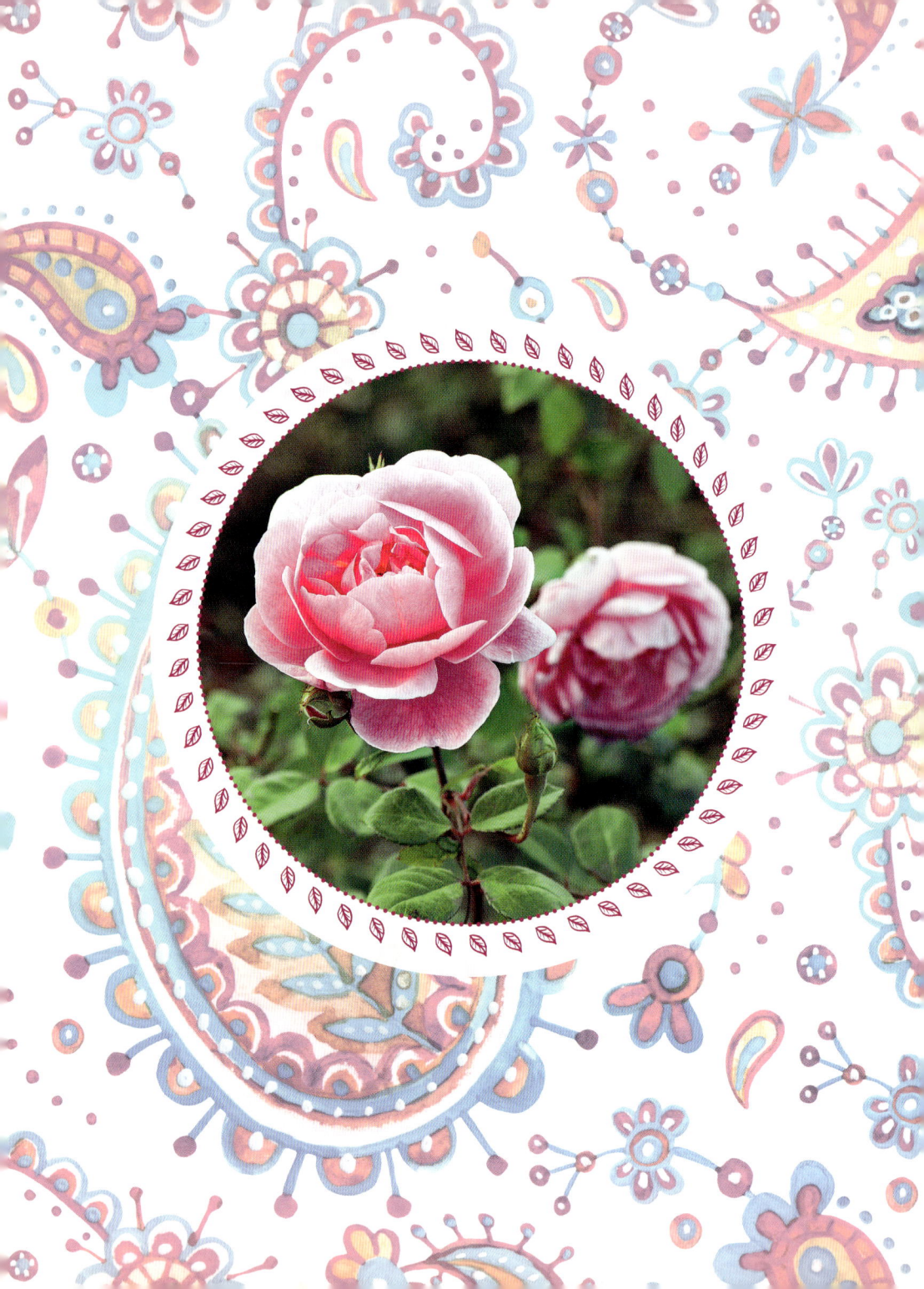

20. Blumenmeditation

Diese Übung eignet sich hervorragend als kleine Pause während deines Arbeitsalltages und lässt sich mit wenig Aufwand umsetzen. Du benötigst für diese Achtsamkeitsübung eine Blume, in natura oder als Foto. Gerne darfst du auch mit dem Bild auf der linken Seite üben.

Gönne dir und deiner Blume für 3–5 Minuten etwas Versunkenheit und Innigkeit. Setze dich mit geradem Rücken und fest geerdeten Füßen auf einen Stuhl. Die Schultern sind locker und du atmest gleichmäßig ein und aus. Betrachte die Blume mit wachem Blick und schenke ihr deine volle Aufmerksamkeit. Nimm ihre Beschaffenheit und Einzigartigkeit wahr. Betrachte zuerst die Blüte als Ganzes und erkunde dann auch jedes Blütenblatt, jede Farbnuance, jedes Detail. Verweile mit deinem Blick für einige Minuten auf der Blume und lass aufkommende Gedanken vorüberziehen. Versuche, nur zu schauen, ohne zu bewerten oder zu kommentieren. Dann schließe für einen Moment deine Augen und entspanne dich.

Diese Meditation beruhigt deinen Geist und zentriert dich wieder.

TIPP: Anstelle einer Blume kannst du auch ein anderes Meditationsobjekt wählen: z. B. das OM-Zeichen, eine Götterfigur, einen Stein oder Ähnliches.

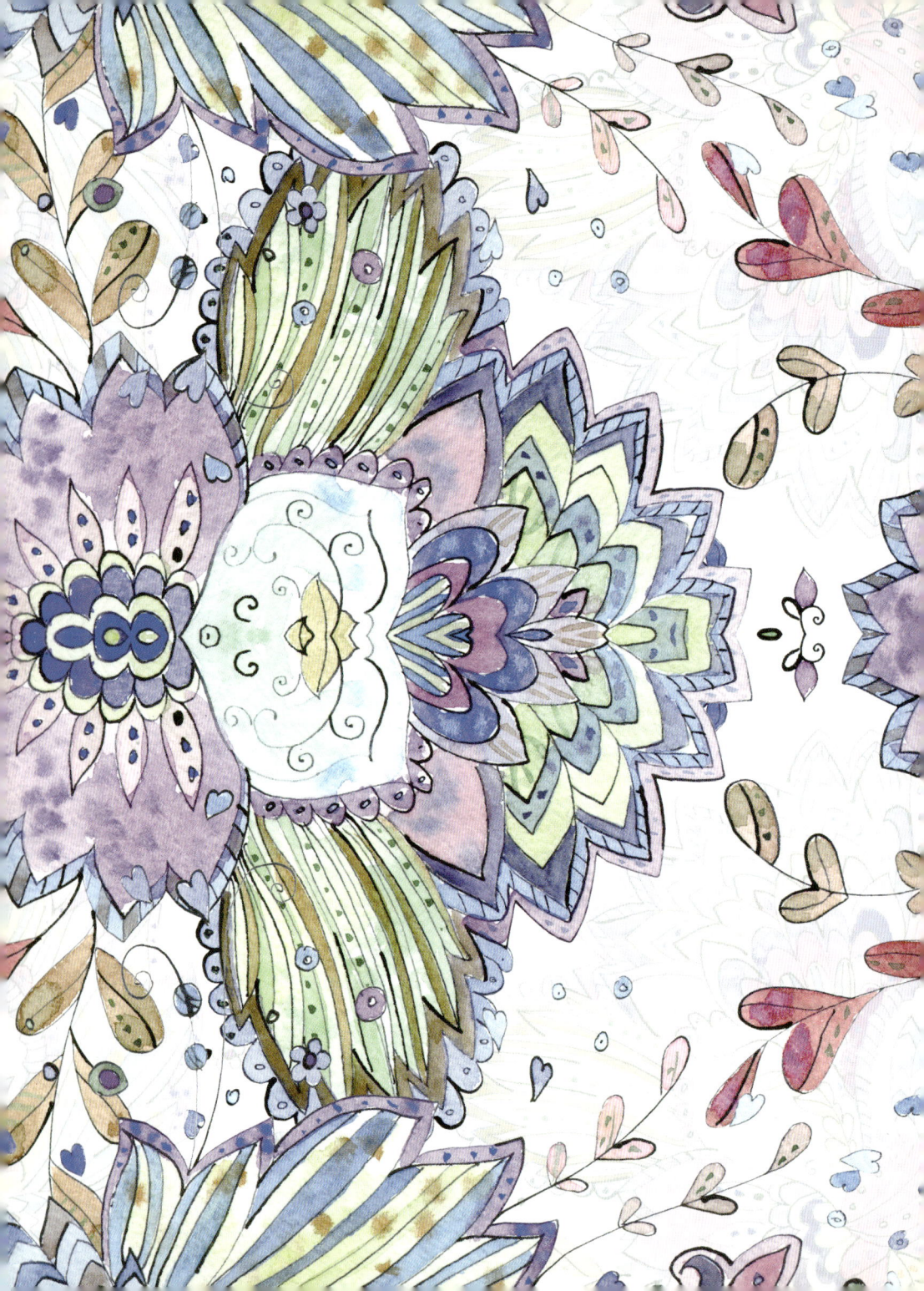

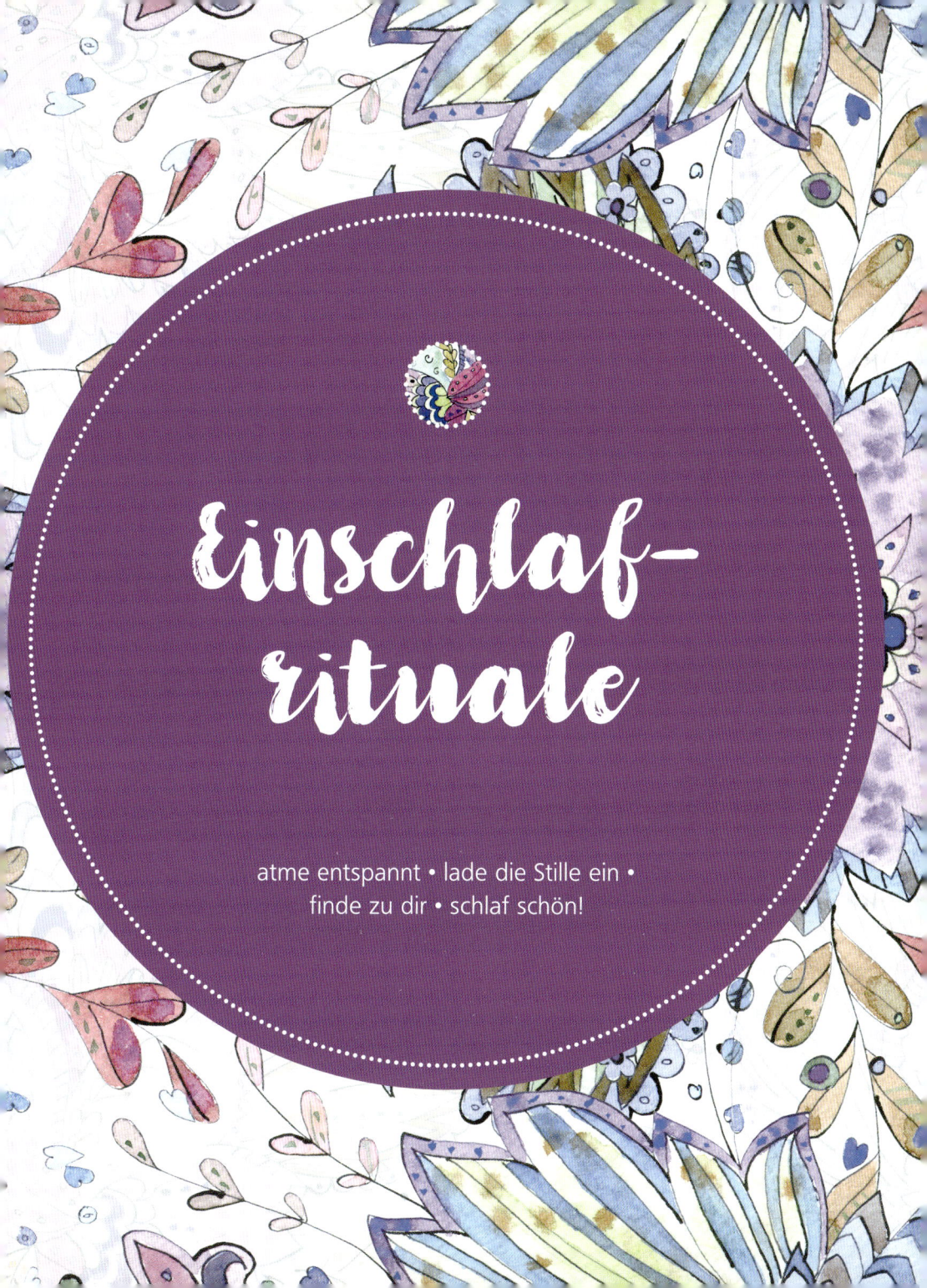

Einschlaf-rituale

atme entspannt • lade die Stille ein •
finde zu dir • schlaf schön!

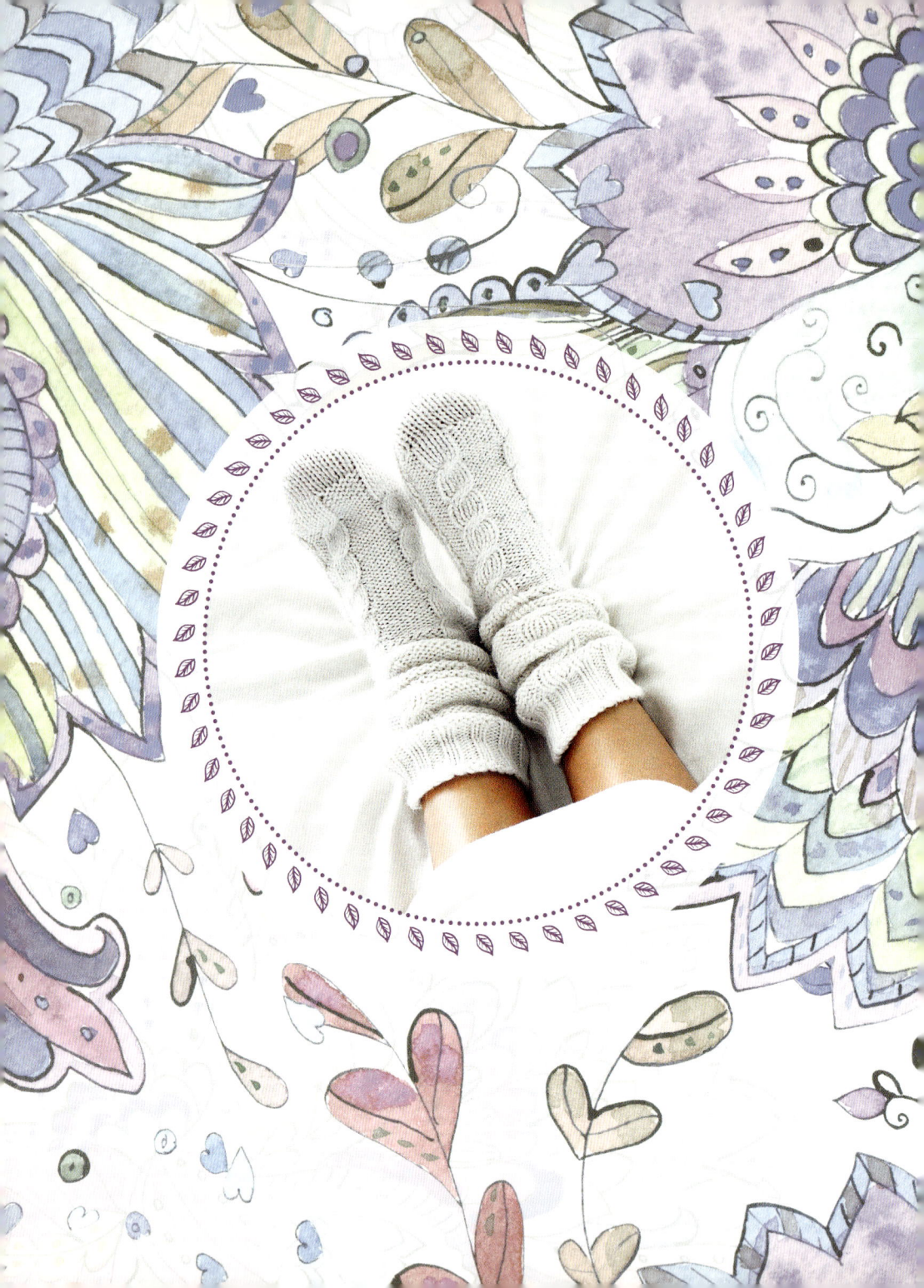

1. Kuschel-Oase

Damit wir tiefe Erholung und Regeneration finden und den turbulenten Alltag hinter uns lassen können, sollte unser Schlafgemach auch optisch Ruhe und Gemütlichkeit ausstrahlen. Da wir einen nicht unerheblichen Teil unseres Lebens im Bett verbringen, ist eine beruhigende Atmosphäre unterstützend und verlockend. Denn Schlafen darf Freude machen.

Verwöhne dich selbst mit einer Schlafumgebung, die dich zum Träumen einlädt. Ein paradiesischer Rückzugsort für deine Regeneration.

Bettwäsche in dezenten, leisen Farben erleichtert dir das Abschalten. Beziehe dein Bett in regelmäßigen Abständen frisch und sauber. Vielleicht bist du ein Fan von Tagesdecken oder hübschen Kissen? Schaffe dir eine Kuschel-Oase ganz nach deinem Gusto! So freust du dich bereits morgens auf das Schlummervergnügen des Abends.

Am frühen Abend mache dein Bett bereit für deine Ankunft. Serviere dir selbst das beste Wasser, stelle es neben dein Bett und lege ein paar Bücher dazu, die du gerne liest. Kopfkissen aufschütteln und die Bettdecke etwas aufklappen, schon lächelt dir deine Schlafstätte hell und freundlich entgegen.

Viel Freude beim Einsteigen, Herunterfahren und Tag-ausklingen-Lassen.

2. Mein Freund, der Mond

Der Mond und seine Zyklen können uns ganz schön aus dem Gleichgewicht bringen. Manche Menschen werden vom Mond intensiver beeinflusst als andere, sind nervös oder empfindsam, was bei Vollmond bis hin zur Schlaflosigkeit führen kann. Mit der folgenden Übung findest du zurück zu deiner Balance und nimmst die Pracht und Fülle des vollen Mondes wahr. Stell dir während der folgenden Übung vor, wie du den Vollmond umarmst. Die Zeit des zunehmenden Mondes bis zum Vollmond steht mit den Themen Sammlung, Regeneration und Konzentration in Zusammenhang.

Komm auf deiner Matte in einen aufrechten Stand, die Beine hüftbreit, Füße parallel ausgerichtet, die Zehenspitzen zeigen nach vorne. Beide Arme hängen locker neben dem Körper. Dein Blick fixiert einen Punkt auf Augenhöhe. Erfahre deine Aufrichtung in *Tadasana*, dem Berg.

Einatmend führst du beide Arme über die Seite nach oben, während du langsam auf deine Zehenspitzen kommst. Deine Handflächen berühren sich über deinem Kopf, die Schultern schmelzen von den Ohren weg. Ausatmend senkst du beide Arme ab, deine Fersen berühren wieder den Boden. Du nimmst die Erdung ganz bewusst wahr.

Versuche deinen Atem und die Bewegung bei jedem Bewegungszyklus mehr zu synchronisieren. Achte auf langsame Bewegungen und lass die Fersen ausatmend in Zeitlupe zur Erde sinken. Je ruhiger und gleichförmiger dein Atem fließt, desto stabiler ist deine Balance. 8–10 Wiederholungen fördern deine Zentrierung.

VARIANTE: Sollte die Zehenspitzen-Balance heute nicht möglich sein, dann bleibe mit beiden Fußsohlen auf der Erde fest verwurzelt und lege den Fokus auf eine gleichförmige Armbewegung und einen harmonischen Atemfluss.

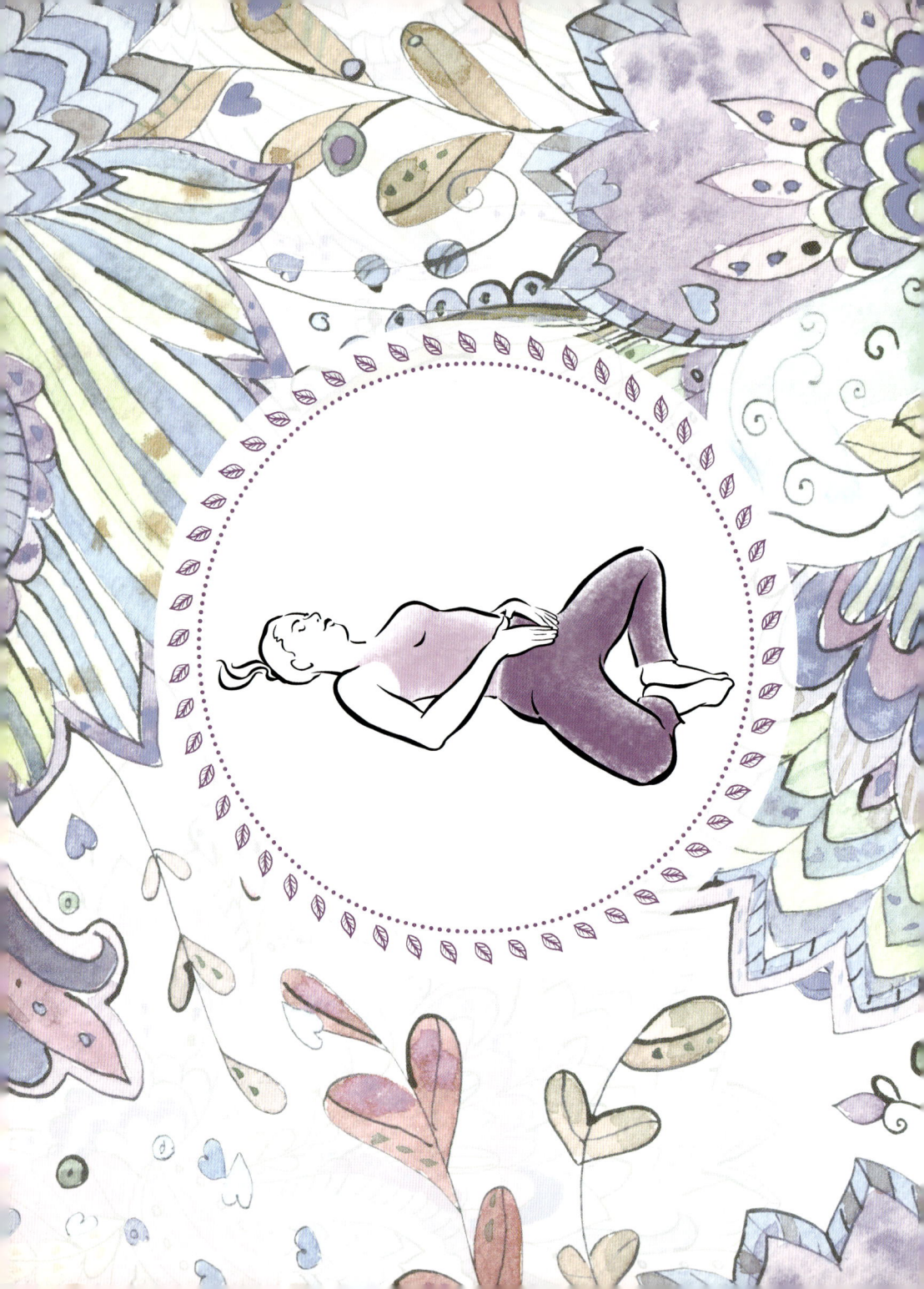

3. Schmetterling, du hübsches Ding

Die zarten Falter symbolisieren seit jeher Beweglichkeit, Leichtigkeit und Transformation. Nutze auch du am Ende eines Tages diesen transformativen Prozess. Der liegende Schmetterling sorgt für eine angenehme Dehnung der Körpervorderseite, des Brustkorbes und der Adduktoren (Innenseite der Oberschenkel). Der Energiekreislauf wird harmonisiert und Bauchraum und Becken werden geweitet.

Lege dich auf deiner Yogamatte oder im Bett auf den Rücken. Achte auf genügend Platz über deinem Kopf. Stelle deine Füße nah an dein Gesäß und dicht nebeneinander. Öffne beide Beine zur jeweiligen Seite, beide Knie sinken Richtung Unterlage. Die Fußsohlen liegen flach aneinander.

Lege beide Hände auf deinen Unterbauch und atme ruhig ein und aus. Im Laufe jeder Ausatmung darfst du etwas mehr in der Hüfte loslassen. Gib dein Körpergewicht an die Unterlage ab. Die Augen kannst du schließen. Verweile für mindestens 5 Minuten.

TIPP: Wenn es in den Leisten zieht, positioniere ein paar Kissen unter deinen Knien und Oberschenkeln.

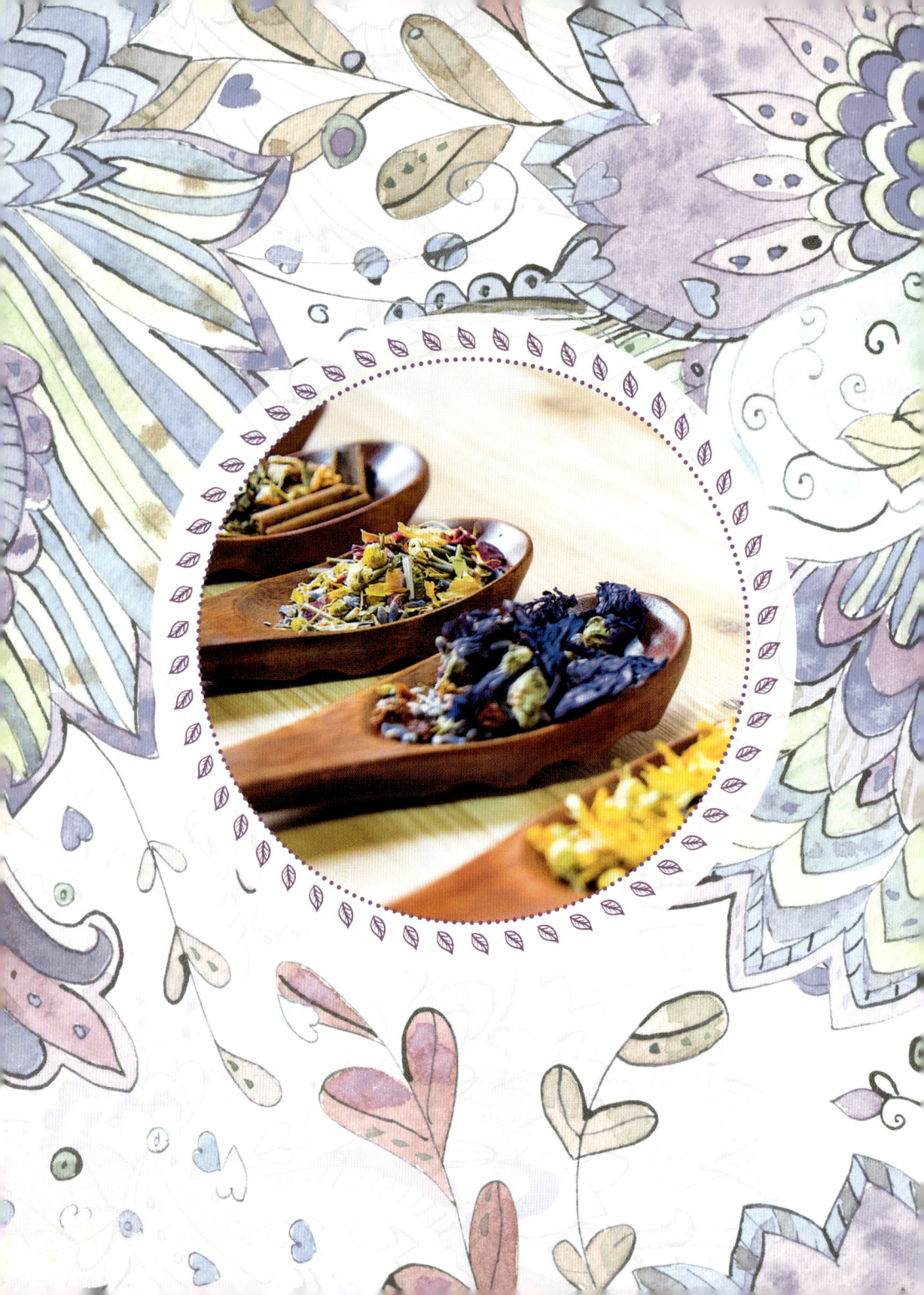

4. Schlafwohl-Tee

Die besten Heilmittel kommen aus der Natur. Es gibt eine Vielzahl an Heilkräutern, die das Wohlbefinden stärken, das vegetative Nervensystem ausgleichen und die Stimmung positiv beeinflussen. Nutze diese für deinen erholsamen Schlaf.

Sind deine Schlafstörungen nicht organisch bedingt, so helfen die drei Kräuter Baldrian, Melisse und Lavendel, deinen inneren Sturm zu besänftigen.

Baldrian kann innere Unruhe mildern. Melisse beruhigt gereizte Nerven. Lavendel hilft bei Unruhezuständen und gibt der Seele neue Kraft. Die ätherischen Öle dieser Kräutermischung schenken Entspannung und lösen Stress auf sanfte Weise.

Für eine schlaffördernde Wirkung vermische die Heilkräuter Baldrian, Melisse und Lavendel zu gleichen Teilen und übergieße 1 Teelöffel davon mit 1 Tasse heißem Wasser. 10 Minuten ziehen lassen, abseihen und 1 Stunde vor dem Zubettgehen schluckweise trinken.

Spürst du die wohltuende und beruhigende Wärme in deinem Bauch?

5. Geborgen wie in Mutters Schoß

Einfach mal loslassen, dem Leben vertrauen und die Zwänge des Alltags abgeben. In der Stellung des Kindes, *Balasana*, kannst du entspannen und zur Ruhe kommen. Dein Urvertrauen wieder stärken. Und dich in Demut und der Fähigkeit des Loslassens üben.

Diese Asana hilft bei Schlafstörungen. Sie löst Spannungen im Rücken und im Bauchbereich, lindert Menstruationsbeschwerden und massiert zudem deine Bauchorgane.
Balasana erinnert an die Embryostellung im Mutterleib. Kleine Kinder legen sich oft intuitiv in diese Stellung. Mal sehen, ob das Kind in dir diese entspannende Körperübung auch liebt?

Die unterstützte Stellung des Kindes erleichtert dir die Hingabe, probiere es aus.

Ich gebe mich dem Leben hin. Ich bin geborgen.

Hierzu stapelst du Polster, Decken oder Kissen aufeinander auf und setzt dich auf deiner Matte in den Fersensitz (Schienbeine auf der Matte, Gesäß auf den Fersen). Die Knie sind weit geöffnet, die Zehen dürfen sich berühren. Einatmend richtest du deine Wirbelsäule auf. Ausatmend legst du deinen Oberkörper auf dem Polsterstapel ab und drehst den Kopf zu einer Seite. Die Arme liegen entweder neben dem Körper auf der Matte oder sie umarmen den Polsterstapel, was sich für dich besser anfühlt.

Schließe deine Augen und entspanne dich im Schulterbereich und im Rücken. Gib mit jeder Ausatmung mehr Gewicht an die Unterlage ab. Verweile für mindestens 8 Atemzüge. Dann drehe den Kopf zur anderen Seite und entspanne für weitere 8 Atemzüge in *Balasana*.

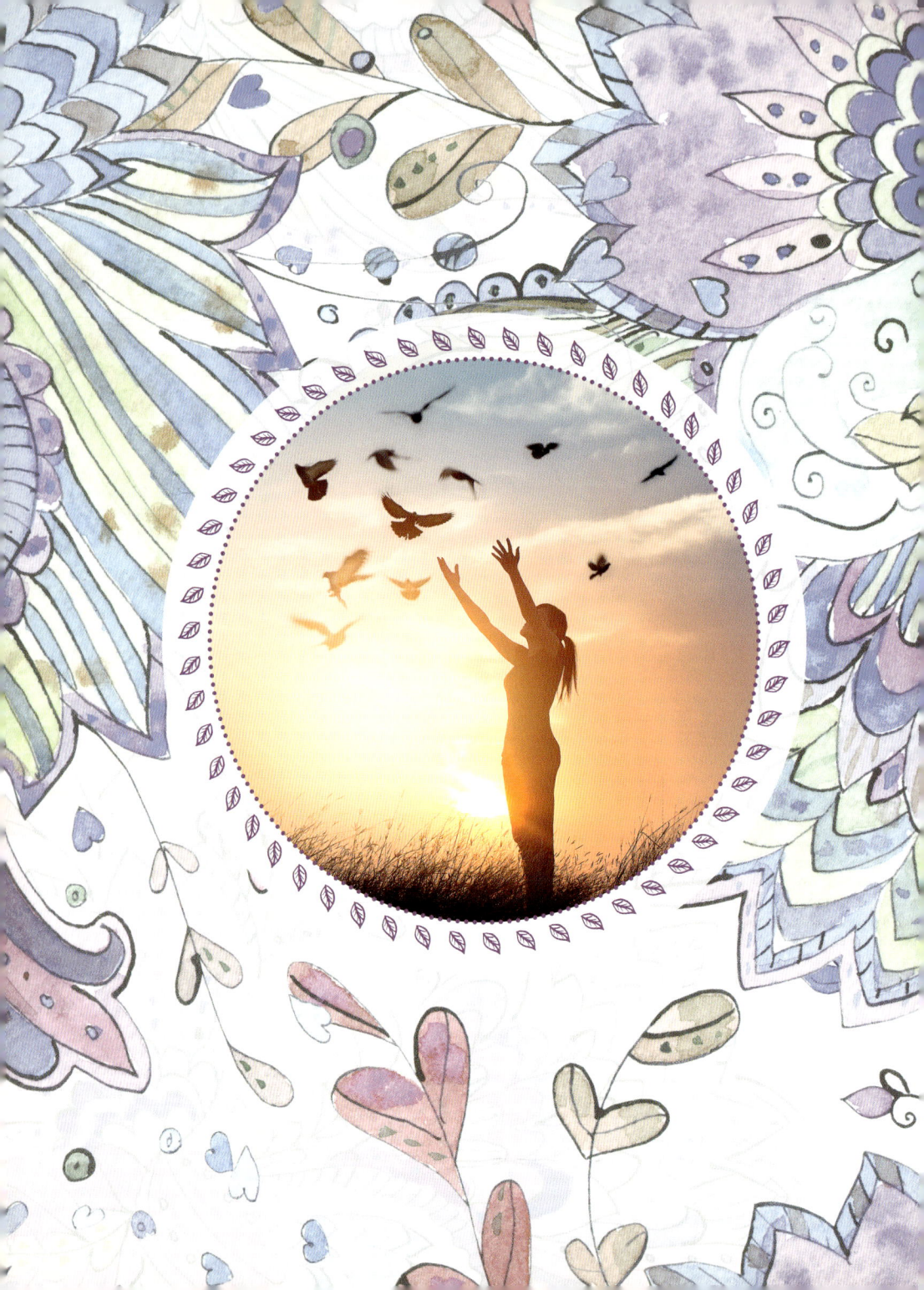

6. Ich bin

Das Atem-Mantra SO HAM bringt dich umgehend in das Hier und Jetzt und beruhigt die umherwandernden Gedanken. Es zentriert, verbessert die Aufrichtung und leitet deinen Geist in einen Zustand der inneren Stille. SO HAM (»Ich bin, der ich bin«) symbolisiert die Einheit der individuellen Seele mit dem Absoluten.

Setze dich mit geradem Rücken in den Schneidersitz, evtl. auf ein Kissen, sodass dein Becken leicht nach vorne kippt. Der Kopf ist in Verlängerung der Wirbelsäule. Neige das Kinn sanft zur Brust, dein Nacken ist lang. Deine Augen sind geschlossen. Die Hände liegen locker auf den Knien. Die Schultern sind entspannt. Du solltest dich in deinem Sitz wohlfühlen. Lass nun den Atem sanft durch die Nase einströmen, fülle deine Lunge mit frischem Sauerstoff und spüre die Weite, die in deinem Bauch- und Brustraum entsteht. Lass den Atem wieder sanft durch die Nase ausströmen und nimm wahr, wie sich Bauch und Brust wieder entspannen. Versuche deine Gedanken loszulassen und lass den Atem einfach geschehen. Alles ist so, wie es sein möchte. Integriere das Mantra SO HAM in deinen Atemfluss. Mit jeder Einatmung rezitierst du gedanklich SO, mit jeder Ausatmung HAM.

Wiederhole SO HAM, ein paar Minuten lang, nimm die Atempause zwischen Ein- und Ausatmung wahr und beeinflusse nichts. Tauche immer tiefer in diesen reinen Bewusstseinszustand ein.

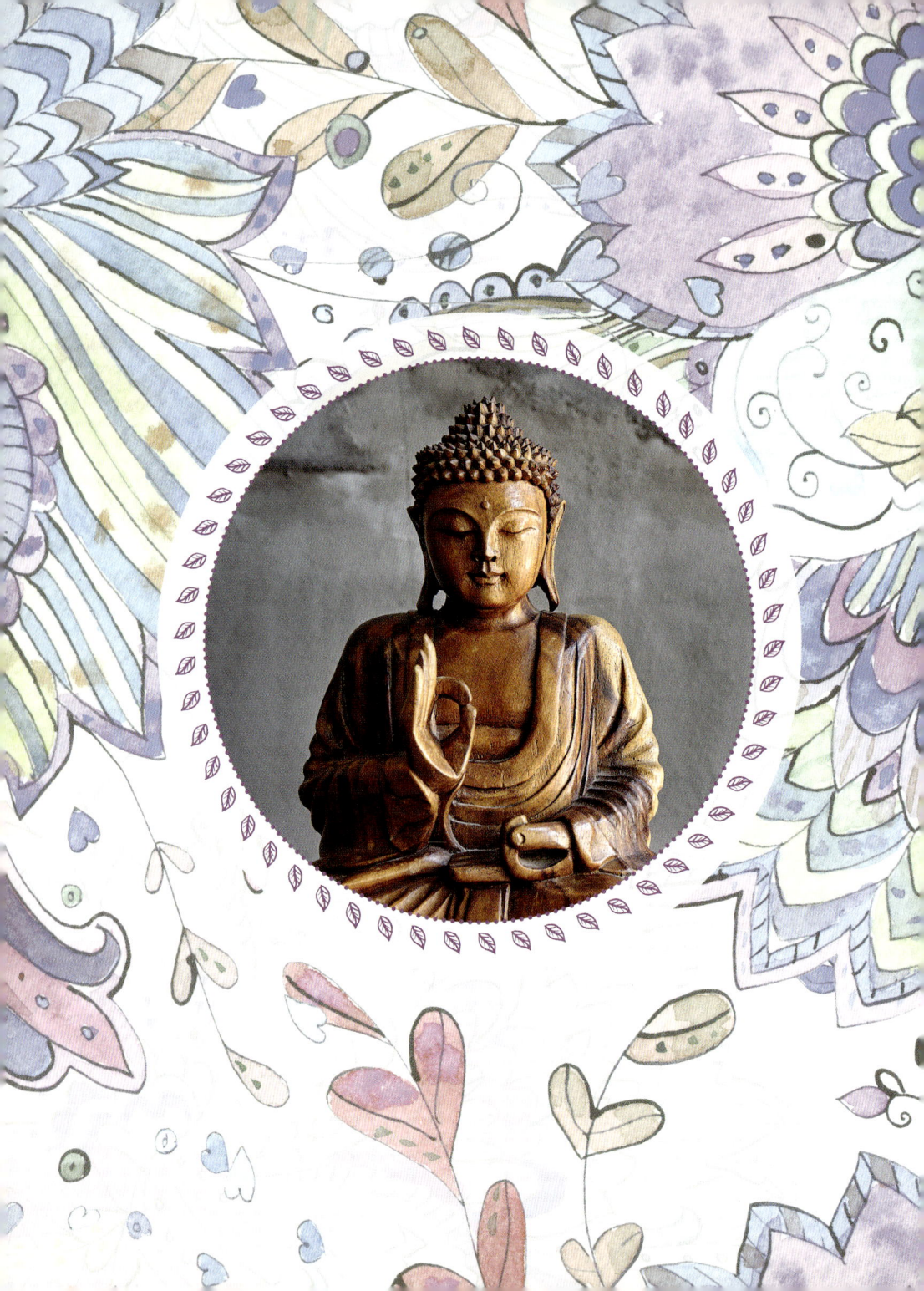

7. Einschlafen – das dritte Auge hilft

Das dritte Auge, auf Sanskrit *Ajna Chakra*, ist das sechste der sieben Chakren und liegt in der Mitte der Stirn zwischen den Augenbrauen. Es ist unser Energiezentrum für Weisheit und Erkenntnis und ermöglicht uns tiefe spirituelle Erfahrungen.

Setze dich in einen bequemen Sitz mit aufgerichteter Wirbelsäule. Die Augenlider sind sanft geschlossen und deine Pupillen ganz ruhig. Dein Atem fließt sanft und gleichmäßig ein und aus. Du tauchst mehr und mehr nach innen ein.

Deine Gedanken kommen und gehen. Ruhe und Frieden kehren ein. Gehe nun mit deiner Aufmerksamkeit zu dem Bereich zwischen deinen Augenbrauen, *Ajna Chakra*, dem dritten Auge. Erzwinge nichts, sondern versuche, deine Gedanken ziehen zu lassen und konzentriere dich auf deinen Atem. Fokussiere für einige Minuten dein drittes Auge und ruhe mehr und mehr in dir.

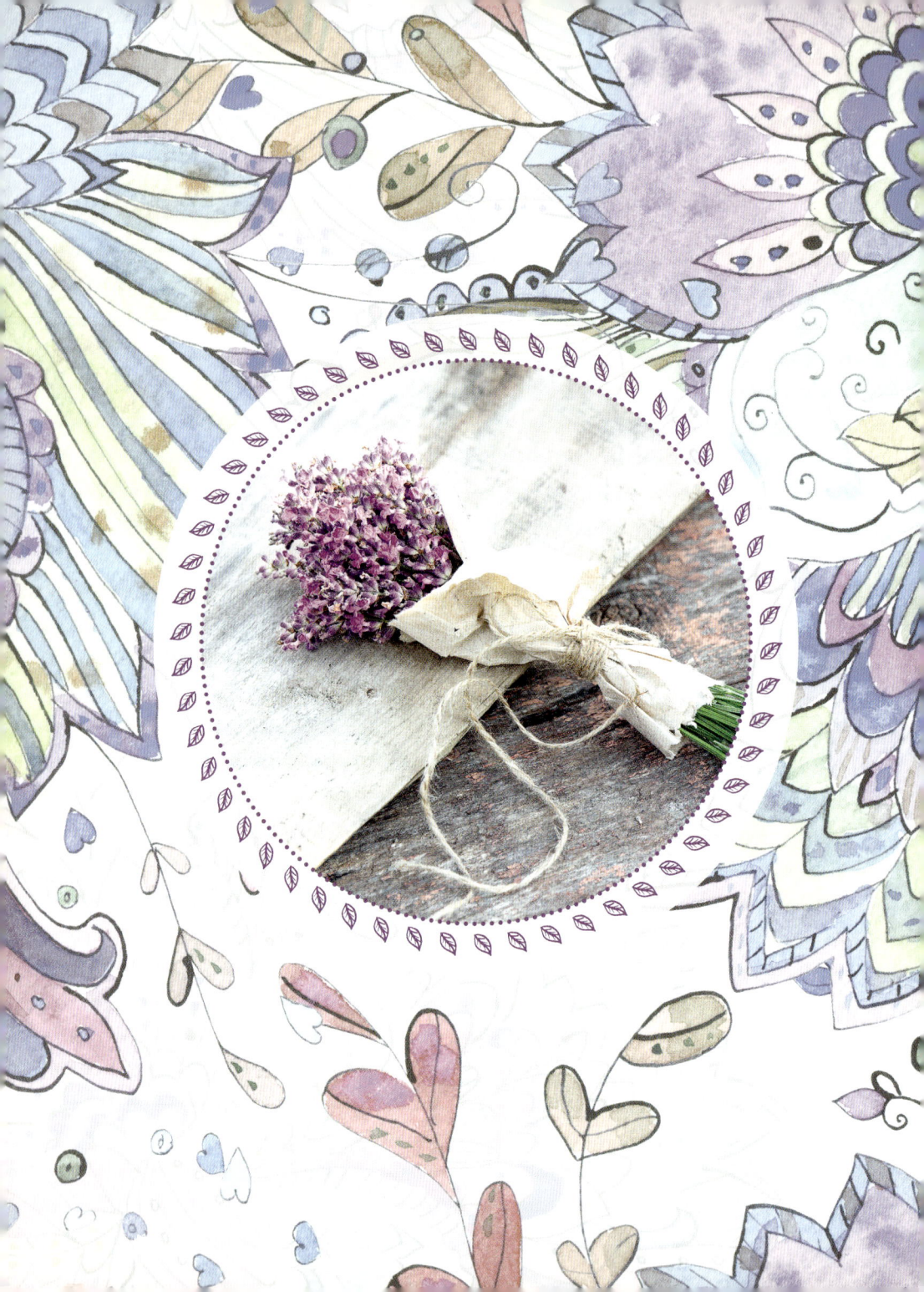

8. Feines Nervenkraut

Der Duft von Lavendel regt unsere Phantasie an und berührt unsere Sinne. Er entspannt, regeneriert und sorgt für mehr innere Ausgeglichenheit. Lavendel wirkt Wunder gegen Ärger, Reizbarkeit und Nervosität. Daher wird Lavendel oft als »Nervenkraut« bezeichnet. Probiere es aus!

Bereits unsere Großmütter wussten um die beruhigende Wirkung des Lavendels und legten sich ein kleines, hübsch besticktes Lavendelkissen neben das Bett oder unters Kopfkissen. Tue es ihnen gleich und hänge ein kleines Lavendelsträußchen neben dein Bett. Atme den beruhigenden Duft ein, während du im Bett liegst und dich in eine malerische Lavendelfeld-Kulisse hinwegträumst. Wetten, du entspannst sogleich mehr und mehr?

Erholsamer Schlaf erwartet dich auch, wenn du das Schlafzimmer oder Kopfkissen, ehe du zu Bett gehst, mit ätherischem Lavendelöl besprühst. Auch dies führt dich meist schnell ins Land der Träume.

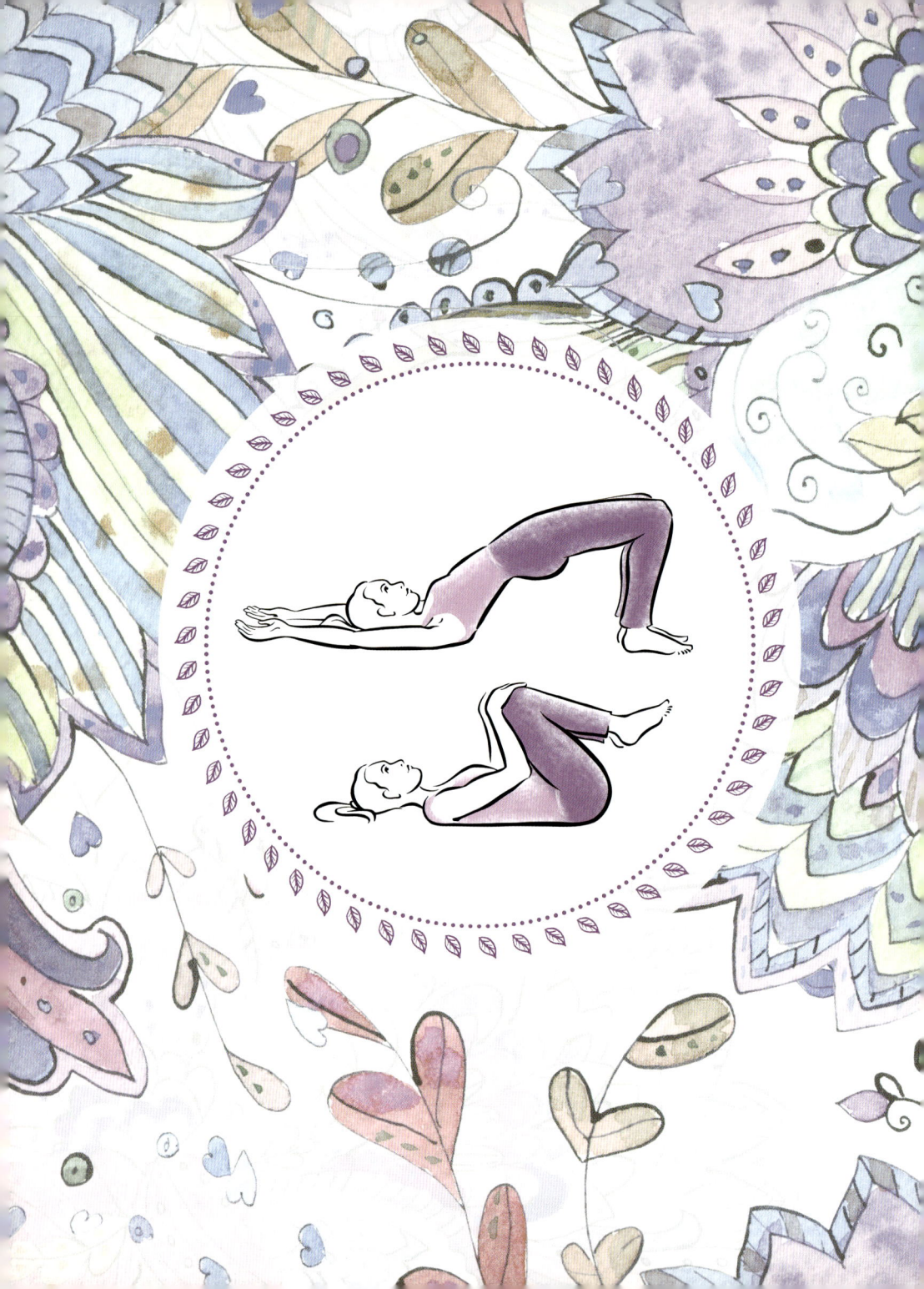

9. Bewegter Abendgruß

Diese Übungssequenz schenkt dir nach einem anstrengenden Tag wieder Harmonie und Ausgeglichenheit. Schulterbrücke, *Dvi Pada Pitham*, und *Apanasana*, die Knie-zur-Brust-Stellung, beruhigen und zentrieren dich. Die Energie in deinem Unterleib kann wieder besser fließen.

Komm neben deinem Bett auf deiner Matte in die Rückenlage. Deine Füße sind hüftbreit aufgestellt und fest im Boden verankert. Die Arme liegen neben dem Oberkörper, die Handflächen zeigen nach unten. Dein Kinn zeigt Richtung Brustbein, der Nacken ist lang.

Einatmend führst du beide Arme hinter den Kopf und legst sie auf dem Boden ab. Zeitgleich hebst du dein Becken Richtung Himmel an. Beide Knie bleiben über den Fußgelenken. Dein Körpergewicht ruht nun auf den Füßen, Schultern, Hinterkopf und beiden Armen. Ausatmend senkst du Gesäß und Rücken langsam wieder auf die Matte ab. Löse die Füße von der Matte, lege die Hände auf die Knie und führe diese sanft zum Oberkörper heran. Atme in der Position vollständig aus und dann wiederhole den Ablauf 6–8-mal. Spüre nach.

BEACHTE: Diesen Flow bei starken Verspannungen, Nackenproblemen oder Kopfschmerzen nicht üben!

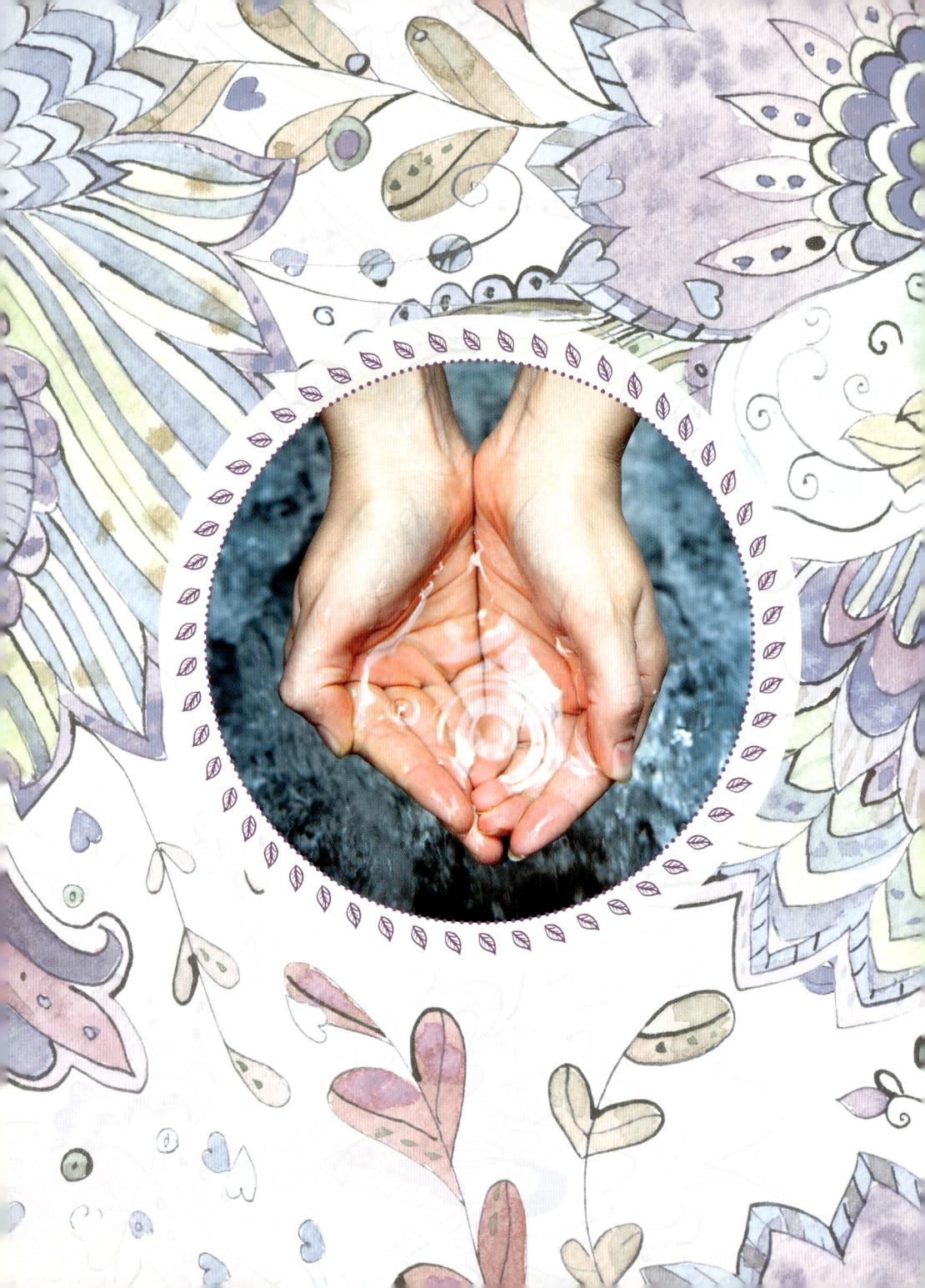

10. Alles im Fluss

Manchmal kommt unsere Welt ins Stocken, der Lebensfluss ist blockiert. Wir fühlen uns schlapp und energielos. Reines Wasser, die Quelle des Lebens, hilft uns, diese Blockaden zu lösen. Unser eigener Körper besteht durchschnittlich zu 75 % aus Wasser. Werden wir uns dessen bewusst, wird uns schnell klar, wie wichtig Wasser für uns ist. Trinken wir klares, reines Wasser, dann heilen wir. Auf allen Ebenen.

Ein ausreichender Wasserkonsum nährt und unterstützt unsere Körperzellen. Er hält uns lebendig und bringt unsere verschiedenen Körperflüssigkeiten ins Fließen. Trinken wir ausreichend, je nach Konstitution etwa 2–3 Liter täglich, werden wir mit mehr Vitalität und einer strahlenden und prallen Haut verwöhnt. Schönheit, die von innen kommt. Wasser löst aber auch emotionale Blockaden. Verstimmungen, die uns belasten und den Schlaf rauben, werden förmlich hinweggetragen.

Stelle dir abends ein Glas Wasser neben dein Bett, um in schlaflosen Momenten darauf zurückgreifen zu können. Lade vor dem Schlafengehen dein Wasser mit der Schwingung von positiven Worten, wie z. B. Dankbarkeit, Liebe, Kraft, auf. Schreibe dazu den Wunschbegriff auf einen Zettel und klebe diesen auf dein Wasserglas. Auch eine »Blume des Lebens« schenkt deinem Wasser positive Energie.

11. SA TA NA MA – wie ein Abendgebet

Vom Tag Abschied zu nehmen bedeutet auch Veränderung – von laut zu leise, von hell zu dunkel und von aktiv zu passiv. Der lebendige Tag darf gehen und sorglose Ruhe einkehren. Dadurch erleben wir jeden Abend eine kleine Transformation, eine Erneuerung. Alte Muster dürfen durchbrochen und neue Gewohnheiten entwickelt werden.

Durch das laute oder leise Tönen der Mantras SA TA NA MA gleichst du beide Hirnhälften aus und regenerierst dein Nervensystem. Es ist ein hilfreiches Abendritual, um Stress abzubauen und tiefen Schlaf zu finden. Auch tagsüber angewandt verhilft dir dieses Mantra zu spürbar besserer Zentrierung.

Setze dich bequem und mit aufgerichteter Wirbelsäule an deinen Bettrand. Deine Füße stehen fest auf dem Boden, die Hände liegen auf deinen Oberschenkeln. Beginne laut mit der Rezitation von SA TA NA MA, also Geburt, Leben, Tod und Wiedergeburt. Bei jeder Silbe berühren sich die Fingerkuppen beider Hände wie folgt:

SA: Daumen und Zeigefinger
TA: Daumen und Mittelfinger
NA: Daumen und Ringfinger
MA: Daumen und kleiner Finger

Fahre für ein paar Minuten laut tönend fort, dann flüstere das Mantra einige Minuten leise und schließe mit mentaler Rezitation ab. Nach etwa 10 Minuten spürst du mit geschlossenen Augen nach und nimmst deinen Atem wahr.

TIPP: Du kannst SA TA NA MA auch als sogenannten Breathwalk praktizieren: Bei jedem Schritt rezitierst du leise oder im Geiste eine Silbe des Mantras. Die Fingerspitzen berühren sich dabei.

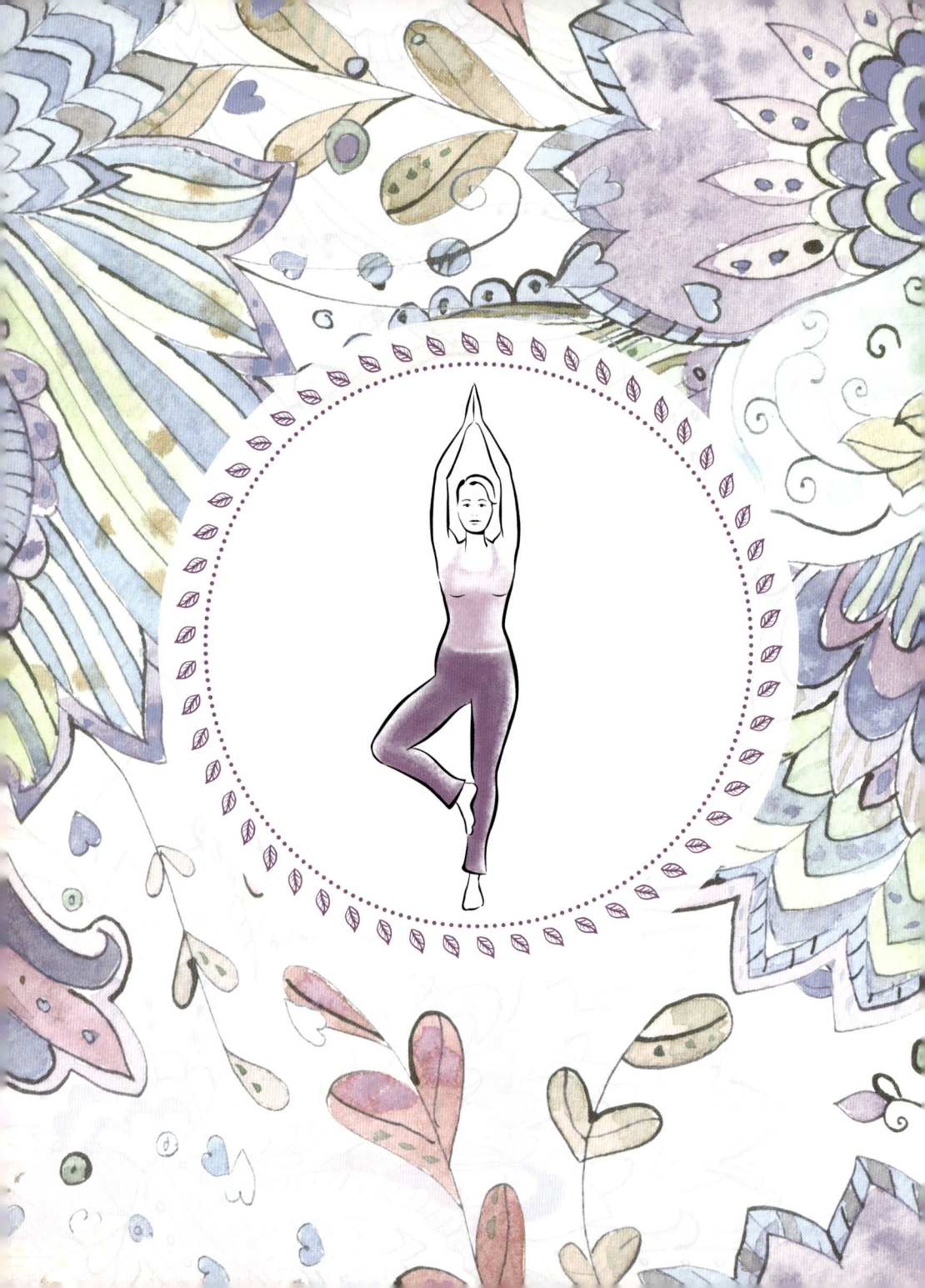

12. Der Baum – Kraft und Ruhe

Der *Baum (Vrikshasana)* beruhigt deinen Geist und fördert dein Gleichgewicht. Eine wohltuende und ausgleichende Übung für den Abend.

Übe im Stand auf festem Untergrund. Die großen Zehen berühren sich, die Fersen sind leicht geöffnet. Verteile dein Gewicht gleichmäßig auf beide Fußsohlen. Erde und verwurzele dich, während dein Oberkörper aufgerichtet ist und dein Scheitel Richtung Himmel strebt. Löse den rechten Fuß und lege ihn je nach Beweglichkeit an der Innenseite des linken Fußgelenkes, des Unter- oder Oberschenkels ab. Dein rechtes Knie zeigt nach außen. Die Hüfte ist geöffnet. Nimm dir Zeit. Um deine Balance zu finden, fixiere einen Punkt, der sich nicht bewegt. Führe deine Hände in der *Gebetshaltung*, Handflächen aneinandergelegt, vor deinen Herzbereich, die Schultern sind entspannt. Verweile hier für einige Atemzüge und nimm die Weite im Brustraum wahr. Mit der nächsten Einatmung streckst du beide Arme über dem Kopf lange aus und lässt während des Ausatmens die Schultern Richtung Boden fließen.

Du bist jetzt das Bindeglied zwischen Himmel und Erde. Oben und unten. Atme ruhig und verweile. Löse die Baumposition langsam wieder auf und übe nun die andere Seite.

»Ich bin die Verbindung zwischen Himmel und Erde.«

13. Herzensumarmung

Das Herzchakra, *Anahata*, liegt als viertes Chakra auf Herzhöhe in der Mitte der Brust. Es ist der Sitz der universellen Liebe, des Mitgefühls, der Hingabe und Herzensfreude. Es ist von großer Sensitivität, dort werden wir in allen Bereichen berührt, wir fühlen, geben, spüren und empfangen. Das zugehörige Element ist die Luft. Liegt uns etwas »schwer auf dem Herzen«, fühlen wir Angst, Zurückweisung oder Traurigkeit, so kann das Herzchakra dadurch gestört oder blockiert sein. Auf körperlicher Ebene nehmen wir ein Gefühl der Enge im Herzbereich wahr oder unser Atem gerät ins Stocken.

Mit liebevoller Hinwendung, bedingungsloser (Selbst-)Liebe und dem Annehmen der Erfahrungen wie sie sind, können wir unser Herzchakra öffnen. Eine schöne Übung, um die Selbstliebe zu kultivieren und Kontakt mit deinen verborgenen Gefühlen aufzunehmen, ist die Selbstumarmung.

Diese Übung lässt sich stehend oder am Bettrand sitzend ausführen. Richte deine Wirbelsäule auf und öffne mit einer tiefen Einatmung deine Arme weit zur Seite. Nimm den Raum und die Weite in deinem Brustbereich wahr.

Mit einer Ausatmung überkreuzt du deine Arme vor deinem Körper und versuchst, mit deinen Fingerspitzen deine Schulterblätter bzw. deinen oberen Rücken zu berühren. Lass dein Kinn Richtung Brustbein sinken. Entspanne deinen Schulter- und Nackenbereich. Nimm wahr, wie sich diese Umarmung anfühlt.

Was spürst du? Kannst du diese Selbstumarmung, die Wärme und Geborgenheit genießen? Oder nimmst du Enge und Unwohlsein wahr? Möchtest du dir oder jemand anderem vergeben?

Beglücke dich ein paar Minuten mit segensreicher Aufmerksamkeit, Hinwendung und Liebe. Halte inne, achte dich selbst und verweile in deinem Sein.

TIPP: Verschenke deine Liebe auch an andere Menschen. Umarme deine Lieben 1 Minute lang, Brust an Brust, und spüre die Wärme und den Herzschlag des anderen. Schließe die Augen und lass voller Freude deine Liebe fließen. Gebe dich hin.

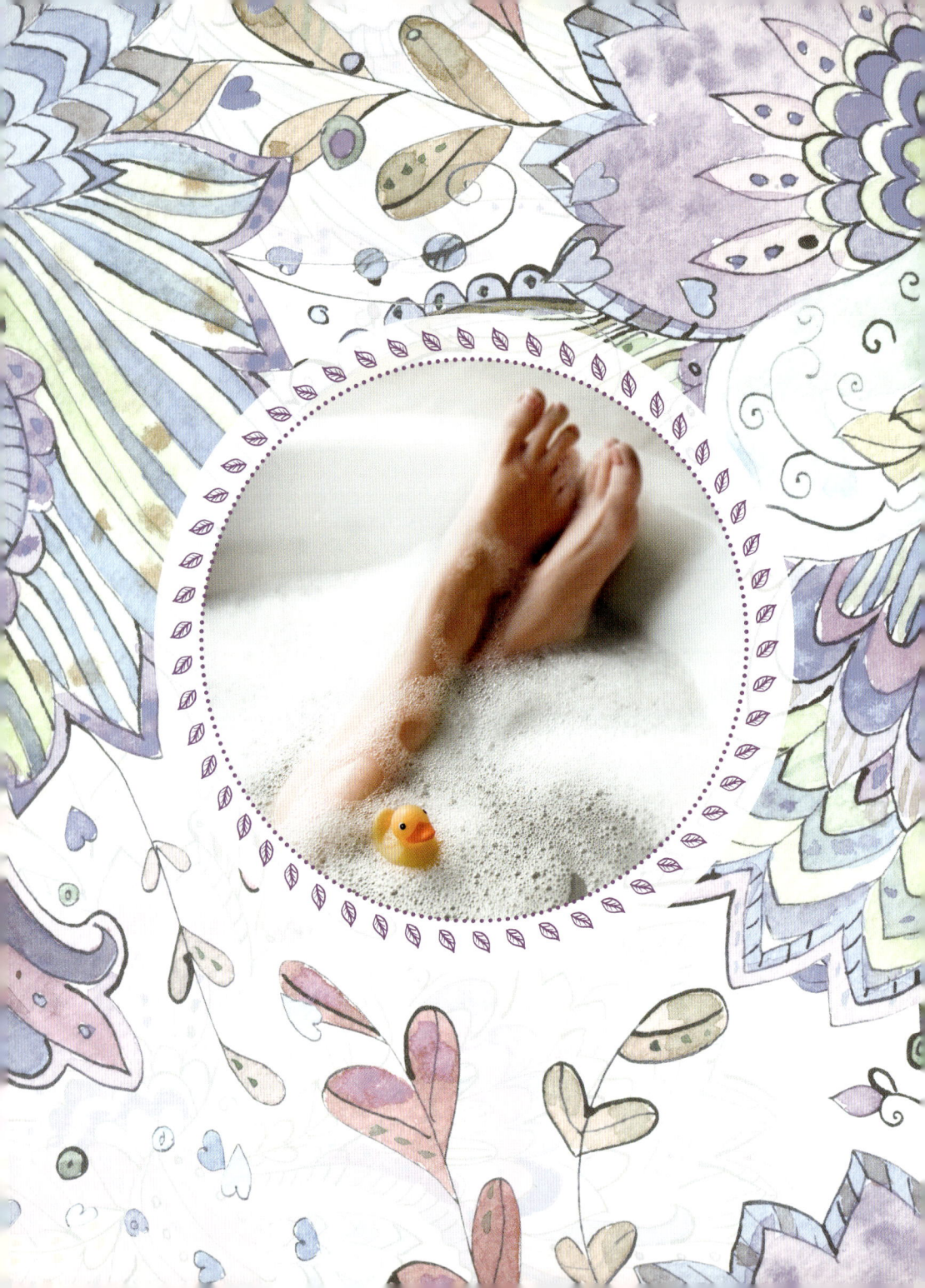

14. Schlafschön-Bad

Bei Einschlafproblemen hilft ein wohltuendes Melissenbad. Es wirkt vorbeugend gegen Stress und innere Unruhe, entspannt die Muskulatur und sorgt für einen erholsamen Schlaf.

Fülle deine Badewanne bis zur Hälfte mit 36–38 °C warmem Wasser. Gib etwa 60 g getrocknete Melissenblätter in ein Säckchen aus einem wasserdurchlässigen Stoff und lege dieses in das Badewasser. Lass den Kräuterbeutel etwa 5–8 Minuten im Wasser. In dieser Zeit kannst du für eine romantische Stimmung sorgen, das Licht dimmen, Kerzen anzünden und Entspannungsmusik auflegen. Lass mehr Wasser ein, bis die Wanne zu etwa drei Vierteln gefüllt ist. Nicht zu heiß, damit der Kreislauf nicht belastet wird. Genieße dein Entspannungsbad für maximal 15 Minuten.

In deinen Bademantel eingekuschelt ruhe noch etwas nach und nehme die wohlige, ausgeglichene Stimmung wahr, die das Bad bewirkt hat.

15. Mond-Visualisierung

Der Mond hat, wie auch die Sonne, einen starken Einfluss auf uns Menschen. Dabei reagiert jede Person unterschiedlich auf die Mondqualitäten. Vollmond kann beispielsweise bei einigen Menschen zu Schlaflosigkeit und innerer Unruhe führen.

Sich mit der Mondenergie auseinanderzusetzen, kann dir den Umgang mit schlaflosen Nächten erleichtern. In dieser Übung verbindest du dich wieder mit dem Rhythmus der Natur und nutzt die positive Kraft des Mondes.

Du kannst dich an ein Fenster stellen und den Mond ansehen oder dir den Mond vor deinem inneren Auge vorstellen, während du weiterhin in deinem Bett liegst.

Der Mond ist Symbol für das Weibliche, das Empfängliche, das Unbewusste und die Innerlichkeit. Er ist kühlend und beruhigend.

Der Mond, unser treuer Begleiter. Er steht Nacht für Nacht am Himmel und symbolisiert das Vergängliche und den beständigen Wandel, wie die vier Mondphasen zeigen:

Neumond, zunehmender Mond, Vollmond, abnehmender Mond.
- Bei zunehmendem Mond nimmt der Lebensstrom der Erde kontinuierlich zu, alles wächst und gedeiht. In der Natur und auch in unseren persönlichen Aktivitäten.
- Bei Vollmond hat diese erschaffende Kraft ihren Höhepunkt erreicht.
- Der abnehmende Mond zieht die Kräfte und Energie nach innen, sorgt für Rückzug.
- Neumond ist die Phase der Erneuerung und Regeneration.

Erinnere dich daran, dass alles kommt und geht. Auch deine Schlafprobleme, sie kommen und dürfen wieder gehen. Alles ist im Fluss.

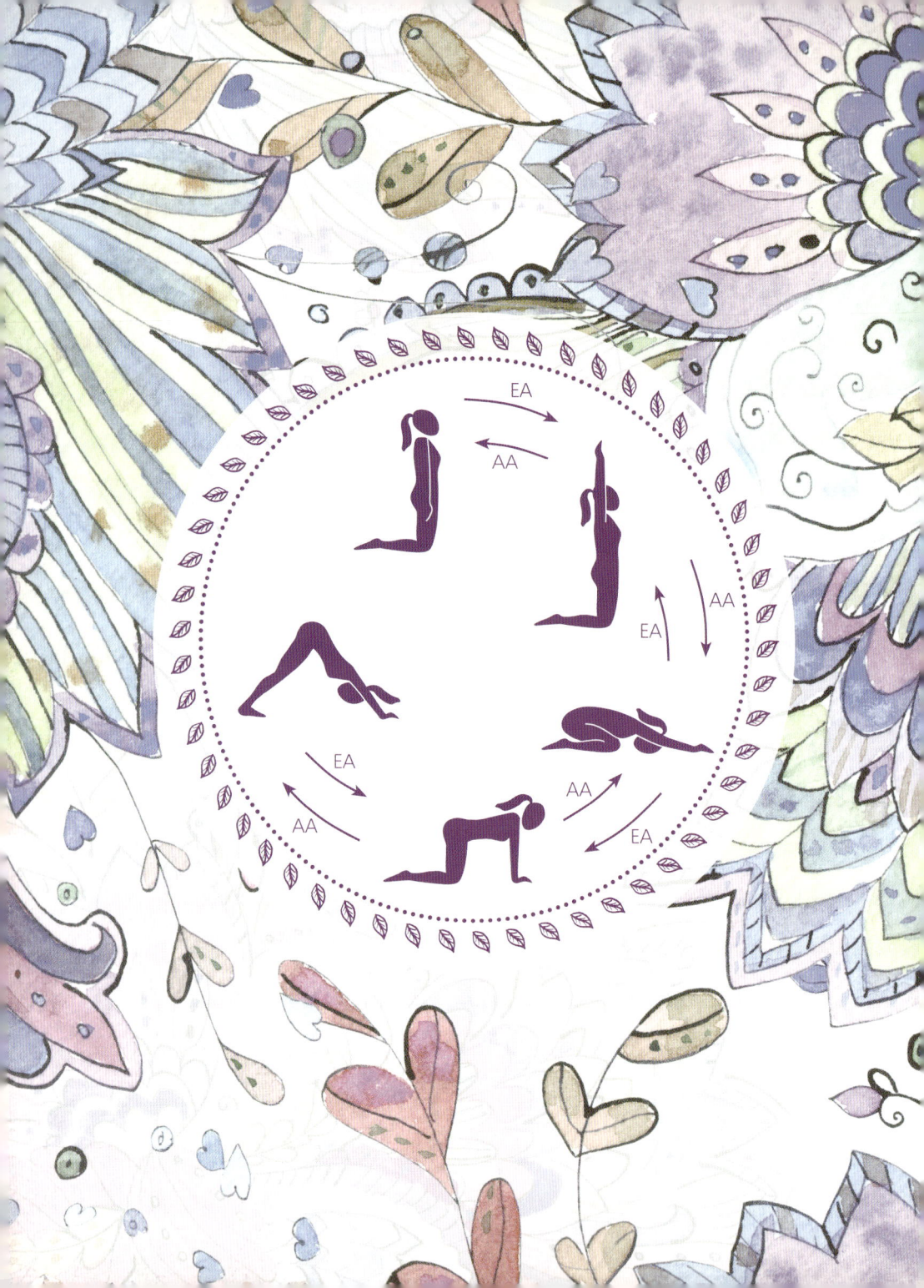

16. Fließender Tagesausklang

Dieser *Vinyasa-Flow* löst mentale Blockaden und sorgt für einen gleichmäßigen Atemfluss. Bewegung und Atmung verbinden sich harmonisch.

Komme im hinteren Teil deiner Matte in den Kniestand. Die Arme hängen neben deinem Körper. Dein Blick geht geradeaus, dein Nacken ist lang. Einatmend hebst du die Arme über den Kopf. Beuge ausatmend deinen Oberkörper aus der Hüfte, lege die gestreckten Arme und den Oberkörper auf der Matte ab. Hände, Unterarme und Stirn berühren die Matte, die Schultern sind locker. So kommst du im *Blatt* an. Dein Gesäß sinkt Richtung Fersen. Erhebe dich einatmend in den Vierfüßlerstand, stelle die Zehenspitzen auf. Drücke Hände und Füße fest in die Matte, schiebe dein Gesäß weit nach hinten oben in den *herabschauenden Hund*. Deine Arme sind gestreckt, der Nacken ist locker, die Knie sind leicht gebeugt, die Schultern tief, das Brustbein sinkt sanft Richtung Oberschenkel. Dein Blick ruht auf den Knien, dein Rücken ist lang. Strecke beide Beine mehr und mehr durch, eventuell berühren die Fersen den Boden oder du hältst die Knie gebeugt, wichtig ist ein gerader Rücken.

Einatmend senkst du dein Gesäß ab, kommst zurück in den Vierfüßlerstand, ausatmend ins *Blatt*, einatmend in den Kniestand, Arme über dem Kopf, ausatmend senkst du die Arme. Übe diese Sequenz 4–6-mal. Spüre dann im Fersensitz nach.

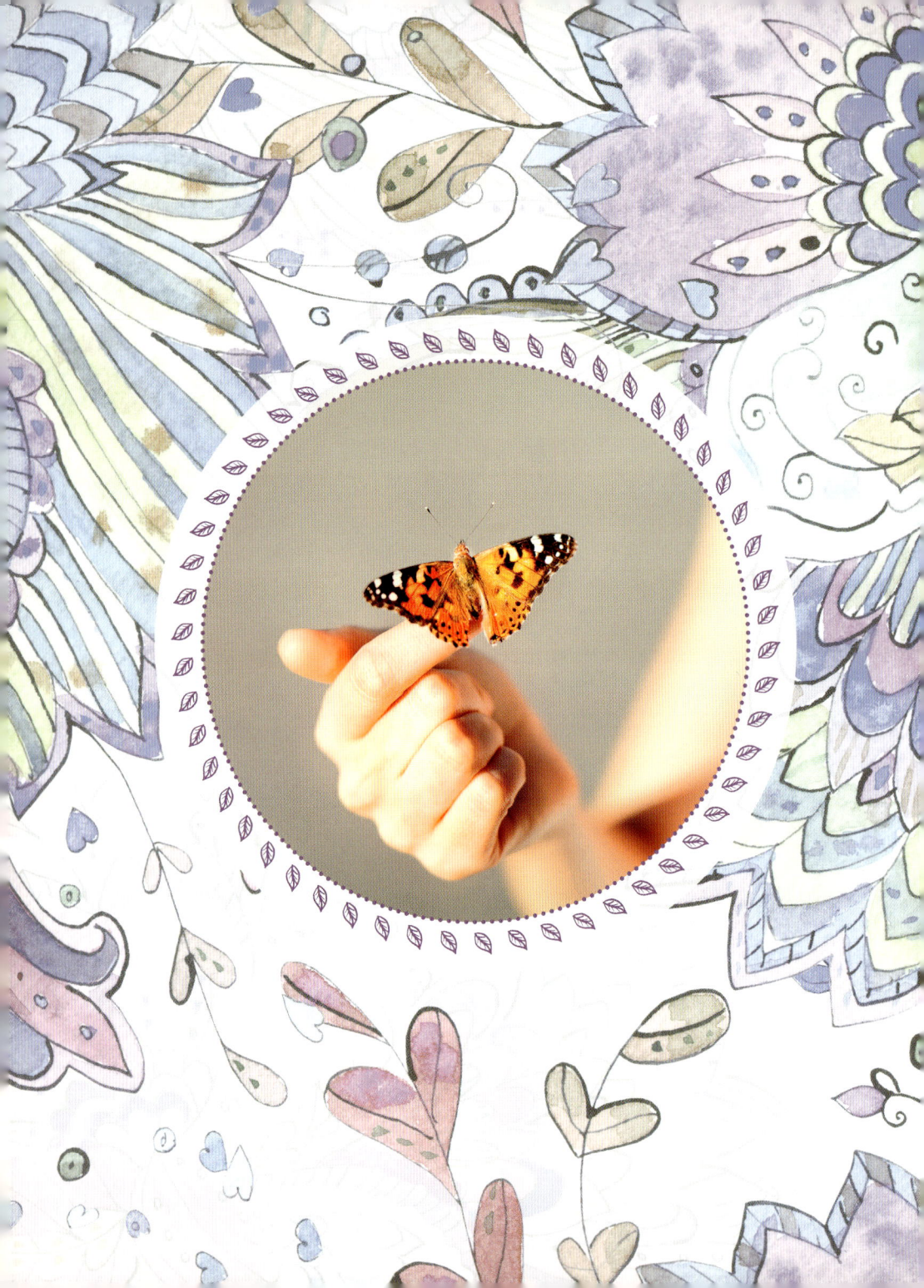

17. Sorgen ade!

Wie schön wäre es, sagen zu können, »ich sorge mich nicht, ich schlafe«. Was hält dich davon ab, deine Zweifel, Ängste und Sorgen für diese Nacht abzugeben? Sie wie deine Arbeitskleidung abzustreifen und wegzulegen, ehe du in deinen Pyjama schlüpfst.

Bei Sorgen fällt es uns oftmals schwer, diese loszulassen. Dann wären sie ja weg! Huch. Und dann?

Versuche es zumindest einmal eine Nacht lang: Packe alle ungelösten Probleme, Aufgaben und Zweifel in ein imaginäres Säckchen, verschließe es fest und gut. Lege es dann ganz behutsam und bewusst vor deinem Schlafzimmer ab.

Wie schön – du hast losgelassen. Jetzt bist du frei. Gute Nacht!

18. Dankbarkeitsritual

Schenke jedem Tag ein paar Minuten der Rückschau, um dich an all seine positiven, wertvollen und inspirierenden Momente zu erinnern. Würdige die schönen Erfahrungen, denn diese stärken deine Persönlichkeit und verleihen deiner Seele Flügel.

Finde in deiner Wohnung einen Ort, an dem du 5 Minuten ungestört verweilen kannst. Zünde eine Kerze an und schaffe dadurch einen heiligen Raum. Setze oder lege dich bequem hin und schließe deine Augen. Lass den Alltag von dir abfallen und komm mit jedem Atemzug mehr bei dir an.

Gehe im Geiste noch einmal deinen Tag durch. Blicke zurück und erinnere dich an all die positiven Momente des Glücks und der Leichtigkeit. Lass dir Zeit. Fühle dich in die jeweilige Situation hinein und erfreue dich erneut an diesen wohltuenden Gefühlen, Begegnungen und Erfahrungen. Werde dir der Schönheit dieses Tages bewusst. Nimm den Reichtum des Lebens auf diesem Planeten wahr. Jeder Moment ist ein

> *Nicht die Glücklichen*
> *sind dankbar.*
> *Es sind die Dankbaren,*
> *die glücklich sind.*

Francis Bacon

Geschenk, die positiven und die negativen. Versuche, die nicht so schönen Situationen auch wahrzunehmen und Widerstände abzubauen. Annehmen ist der Schlüssel zur Heilung.

Bedanke dich für die heute gewonnenen Lebenserfahrungen und Erkenntnisse. Jeder neue Tag ist ein Geschenk an das Leben, das Gestern ist vorüber. Das Gefühl der Dankbarkeit darf sich in deinem Herzensraum und deinem ganzen Körper ausbreiten. Es lädt dich auf mit positiver Schwingung und Kraft. Deine Körperzellen sind glücklich. Bitte lächeln.

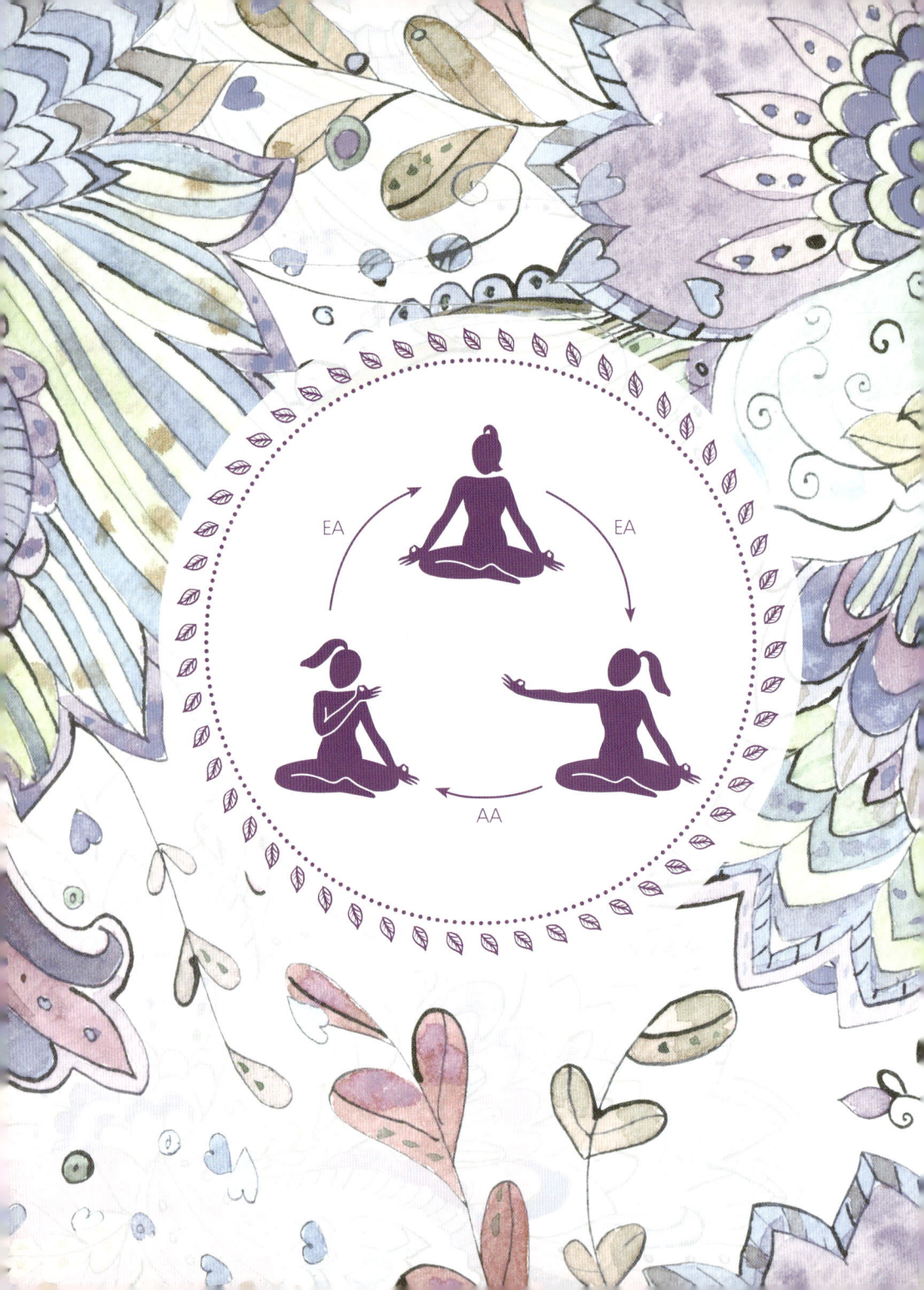

19. Mudra-Flow

Mit diesem Flow bringst du unruhige Atmung wieder in Fluss und löst Verspannungen im Schulter-Nacken-Bereich. Deine Aufmerksamkeit richtet sich nach innen und deine Gedanken können zur Ruhe kommen.

Setze dich auf deiner Yogamatte in den Schneidersitz. Die Wirbelsäule ist aufgerichtet und deine Hände liegen locker auf deinen Knien. Daumen und Zeigefinger berühren sich leicht zum *Chin Mudra*, die restlichen Finger werden abgespreizt. Richte den Blick nun zum Kontaktpunkt von Daumen und Zeigefinger der rechten Hand und versuche, die Aufmerksamkeit während des Flows dort zu halten.

Mit der Einatmung hebst du den rechten Arm zur rechten Seite parallel zum Boden an. Ausatmend führst du die rechte Hand vor deinem Brustraum vorbei zur linken Schulter und legst die Hand dort ab. Entspanne deine Schultern.
Einatmend führe den Arm zurück zur rechten Seite und lege die rechte Hand ausatmend wieder auf deinem rechten Knie ab.

In der Atempause richte den Blick zum *Chin Mudra* der linken Hand und beginne einatmend mit dem gleichen Flow auf der linken Seite. Deine Bewegungen dürfen weich und harmonisch sein, wie bei einer Ballerina. Übe jede Seite 4-mal.

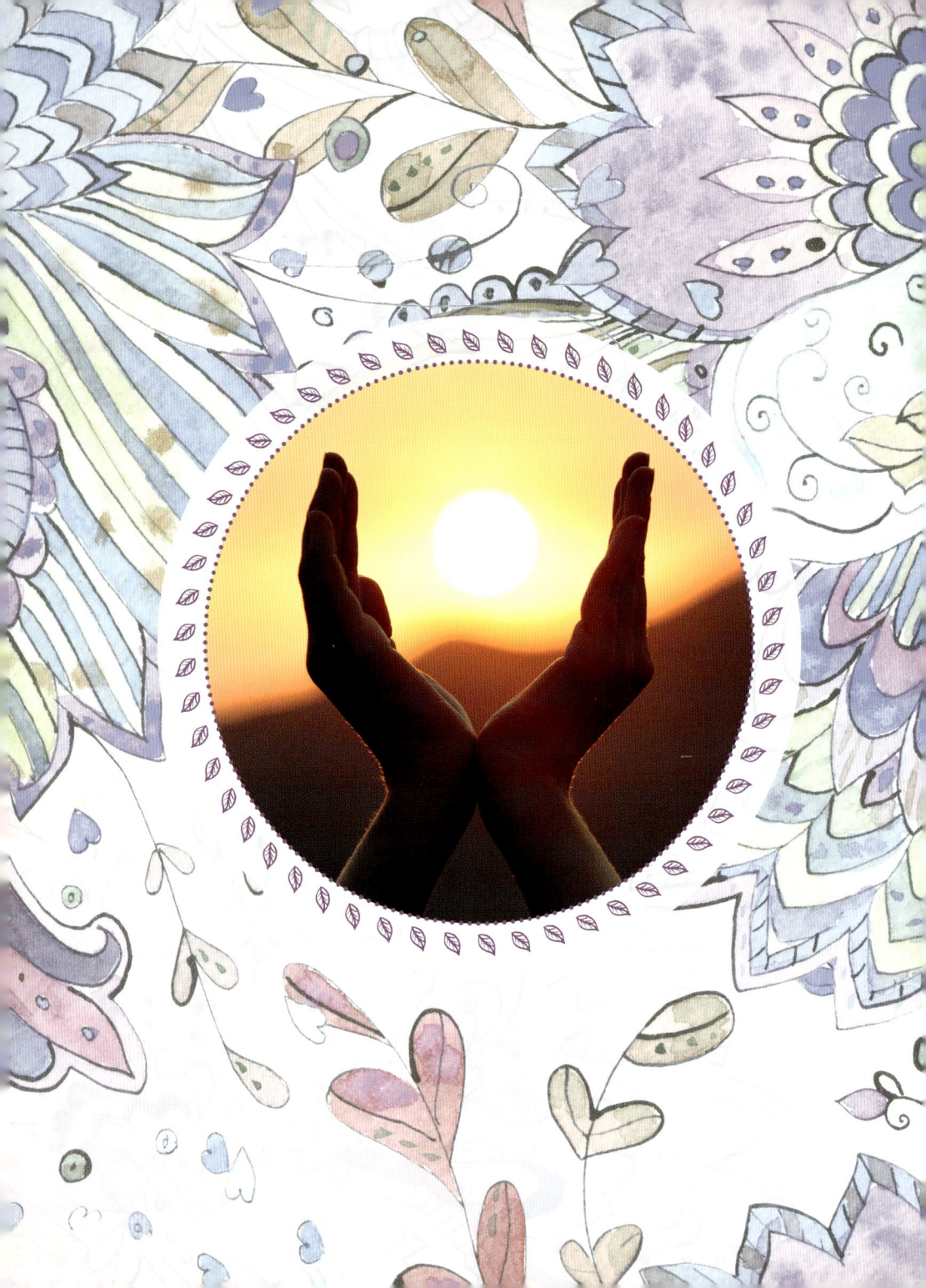

20. Achtsamer Abschluss

Frieden statt Fernseher. Hineinspüren statt Handy. Klingt ungewohnt? Je mehr Informationen wir aufnehmen, umso mehr wird unser Geist angeregt. Was wir als willkommene Ablenkung, Zerstreuung und Abschalten empfinden, ist für unsere Hirnwindungen purer Stress. Das Gehörte, Gelesene und Gesehene möchte verarbeitet und verstanden werden.

Der Affe in unserem Geist springt unruhig von einem Ast zum anderen – anstatt sich zu setzen und innezuhalten. Füttere den Affen heute nicht mit Bananen, sondern gönne dir und deinem Geist ganz bewusst eine Pause. Schenke dir Zeit, voller Bewusstheit und Achtsamkeit, ganz für dich. Suche dir einen sicheren und ruhigen Platz, an dem du ungestört sein kannst. Balkon, Couch, Yogamatte, unter einem Baum ... und dann lass dich bewusst nieder. Sitze oder liege da und lass den Tag ausklingen. Deine Gedanken ziehen vorüber. Du musst nichts tun, an nichts denken. Nimm deinen Atem wahr, wie er kommt und wieder geht. Schenke dir diesen Raum und die Zeit und wenn du magst, stelle dir folgende Fragen:

Wo bist du? Wie geht es dir? Wie war der heutige Tag? Hast du geliebt? Kleine Heldentaten vollbracht? Dich an die Welt verschenkt? Den Moment gelebt?

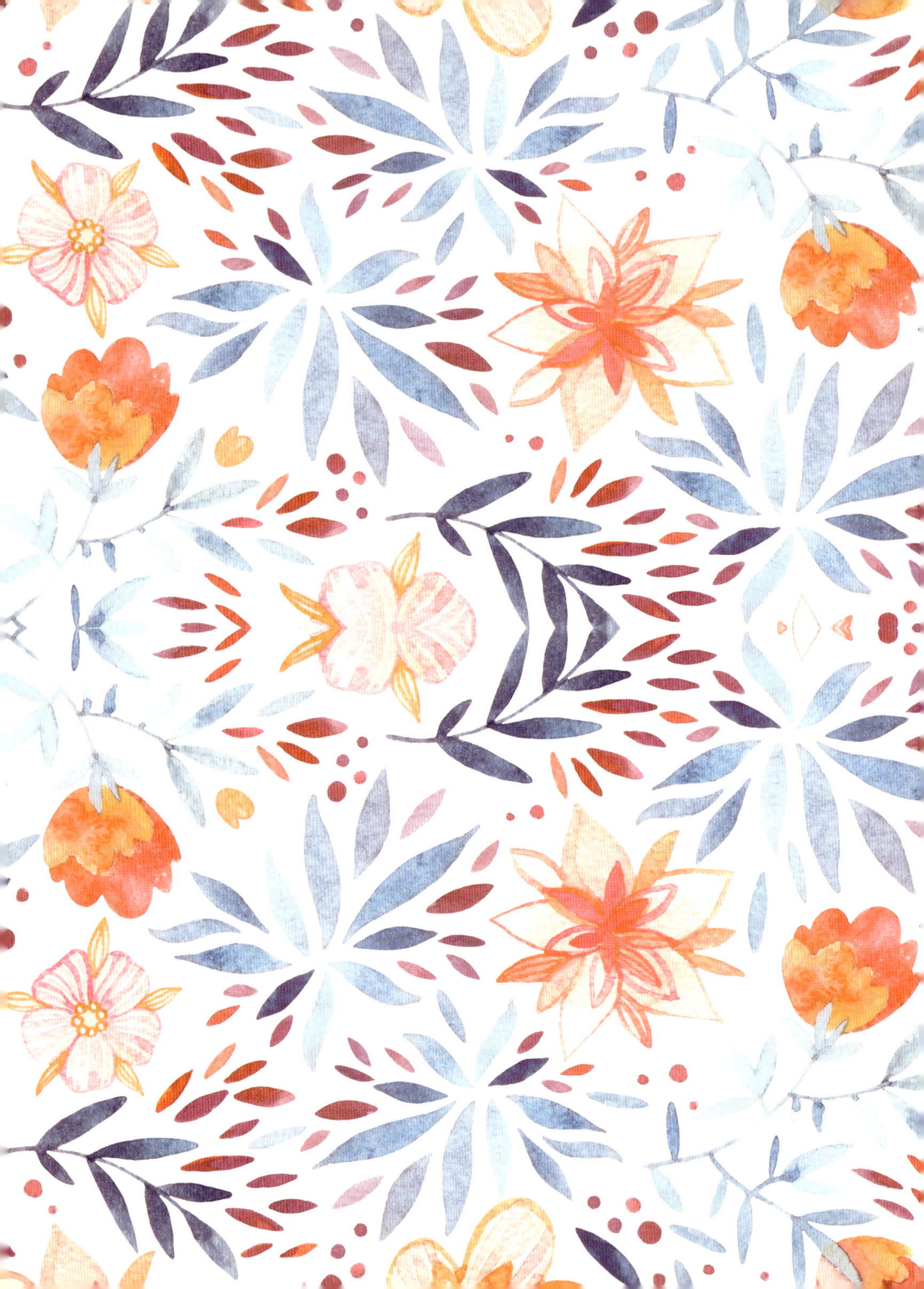

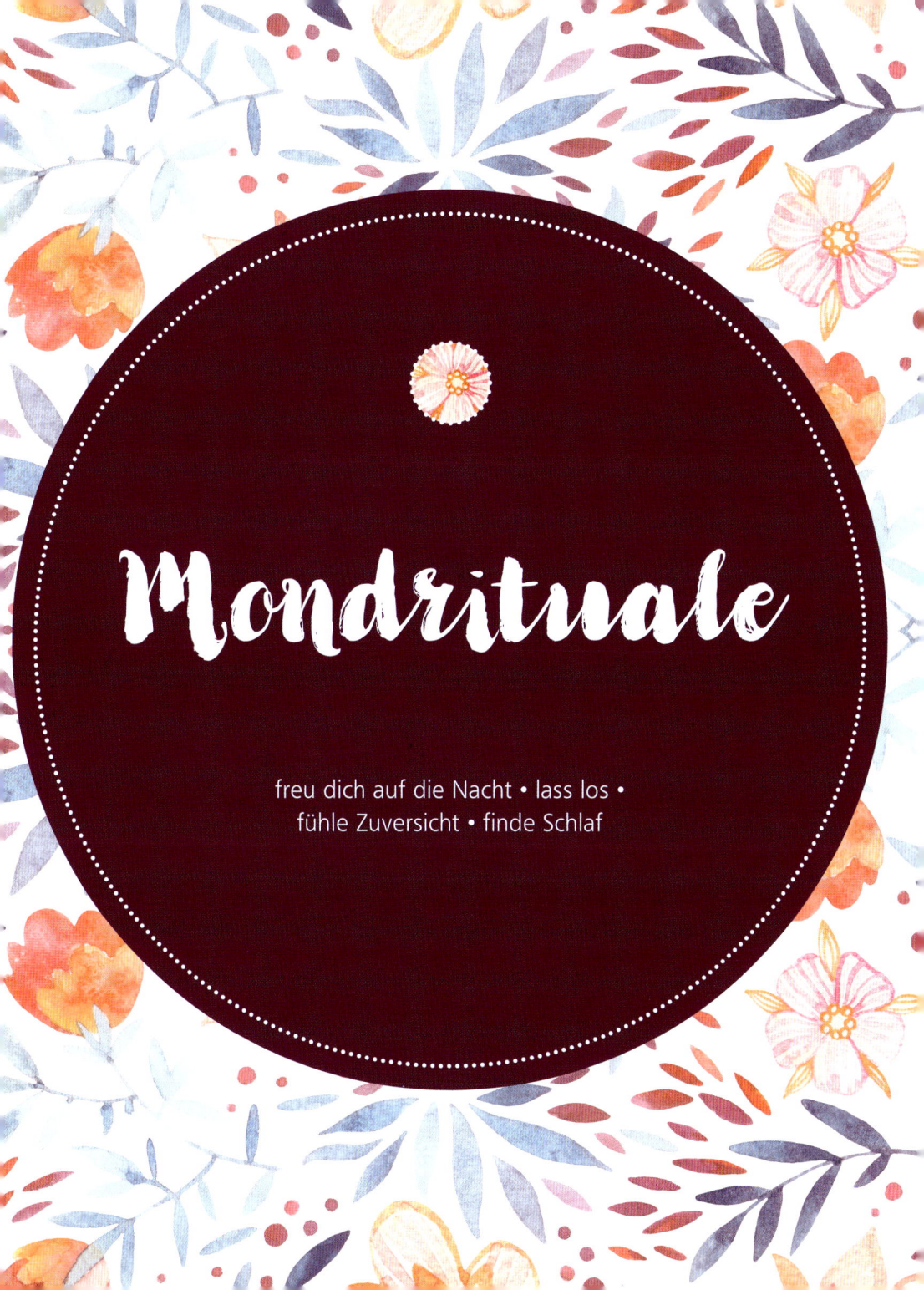

1. Savasana

Eine klassische Yogastunde endet in *Savasana*, auch Ruheposition oder Totenstellung genannt. Auch nachts verhilft dir diese Stellung zu mehr Ruhe und tiefer Entspannung. In *Savasana* darfst du dich selig und voller Vertrauen von der Außenwelt zurückziehen, loslassen und tief entspannen. Dich von Mutter Erde getragen fühlen und ganz bei dir sein. Regenerieren.

Mache es dir in deinem Bett bequem und schließe deine Augen. Du liegst auf dem Rücken, die Füße sind hüftbreit geöffnet und die Zehenspitzen fallen locker nach außen. Deine Arme liegen ausgestreckt neben dem Körper, sodass Raum unter deinen Achseln spürbar wird. Die Handflächen zeigen nach oben. Mit einer Ausatmung bewegst du den Kopf zu jeder Seite und wieder zurück zur Mitte. Das Kinn schiebst du sanft Richtung Halsgrube, sodass der Nacken lang ist. Stelle dir vor, wie die ganze Energie aus deinem Körper weicht. Du sinkst tiefer in die Matratze ein und gibst dich der Schwerkraft vollkommen hin. Es gibt nichts zu tun. Auch deine Gedanken dürfen eine Pause einlegen. Deine Atmung fließt ruhig und gleichmäßig und wie von selbst. Es atmet dich. Du erlaubst dir, in deinem Sein zu verweilen und absolut nichts zu tun.

Yoga ist die Wahrnehmung der Seele.

Baba Hariharananda

TIPP: Sollte dir das absolute Nichtstun schwerfallen, dann kann dir die Schwere-Übung helfen: Formuliere im Geiste mehrmals die folgende Affirmation: »Mein Körper ist ganz schwer und entspannt«. Wiederhole diesen Satz für jedes einzelne Körperteil. Beginne bei den Zehen und wandere Glied für Glied nach oben, bis zu deinem Gesicht.

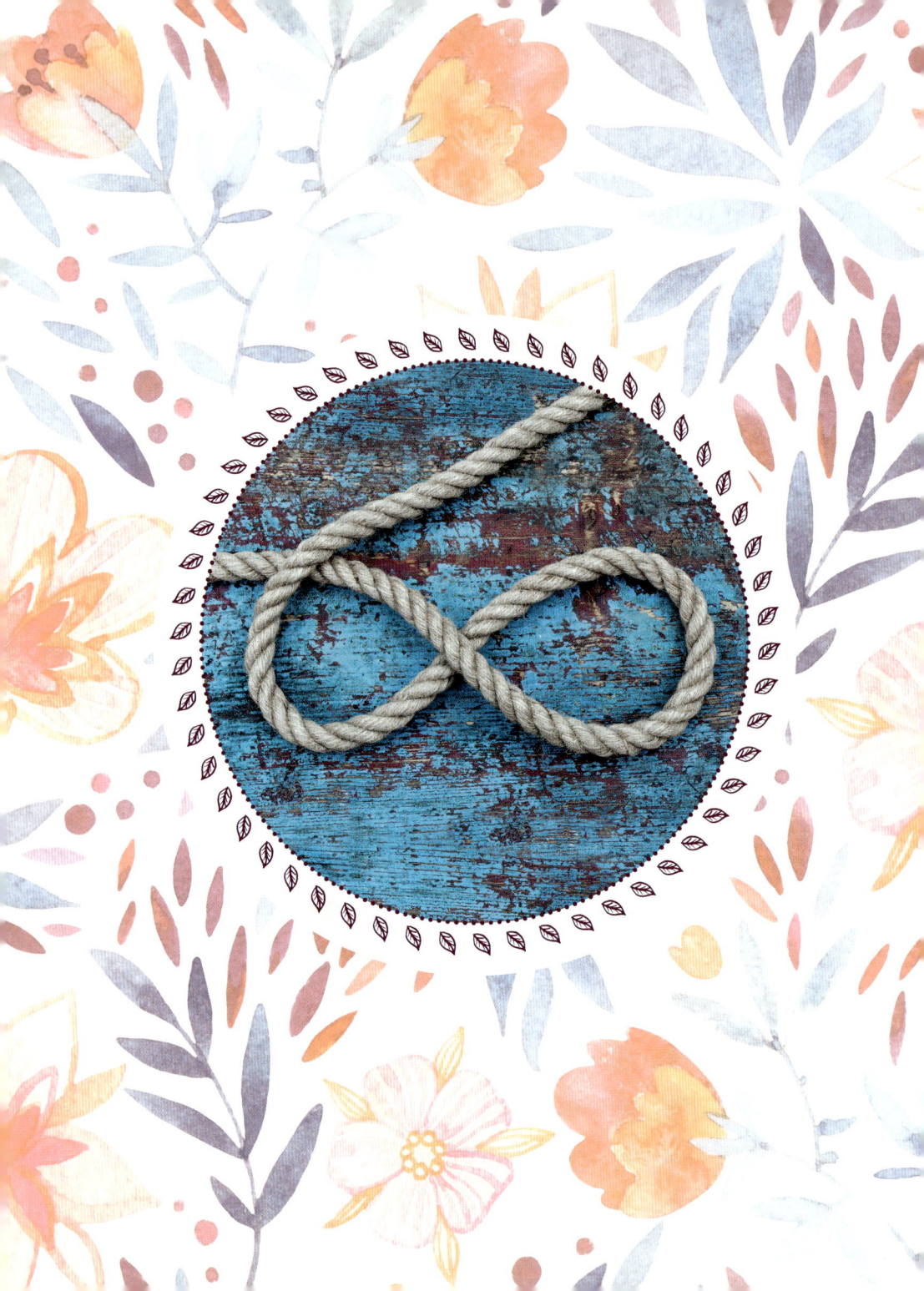

2. Die liegende Acht

Lemniskate, die liegende Acht: Sie ist ein mathematisches Zeichen und symbolisiert die Unendlichkeit. Die liegende Acht sorgt dafür, dass wir in Harmonie und Einklang kommen. Unsere innere Balance wiederfinden und den Geist für transzendente Erfahrungen öffnen. Die Anwendung der liegenden Acht hilft bei inneren Anspannungen.

Tauche ein in die Unendlichkeit. Male *Lemniskate,* das Unendlichkeitszeichen. Bei der Ausführung sind dir keine Grenzen gesetzt. Du kannst die liegende Acht ganz langsam und in absoluter Ruhe auf ein Blatt Papier zeichnen. Oder du bewegst im hüftbreiten Stand dein Becken in Form einer liegenden Acht. Möchtest du lieber im Bett liegen bleiben? Dann zeichne mit deiner Nasenspitze, dem großen Zeh oder deinem Zeigefinger eine liegende Acht in die Luft. Wiederhole diesen Vorgang mehrfach und ganz bewusst. Du kannst auch in Gedanken die Form der liegenden Acht nachzeichnen. Die Überkreuzbewegung fördert die Zusammenarbeit beider Gehirnhälften. Stress wird abgebaut und Blockaden lösen sich. Genieße diese neu gewonnene Harmonie.

TIPP: Die liegende Acht lässt sich auch auf die Wasseroberfläche zeichnen, z. B. bei deinem nächsten Entspannungsbad. Oder du kannst sie beim Augen-Yoga integrieren, siehe Übung 10 in den Tagträumen.

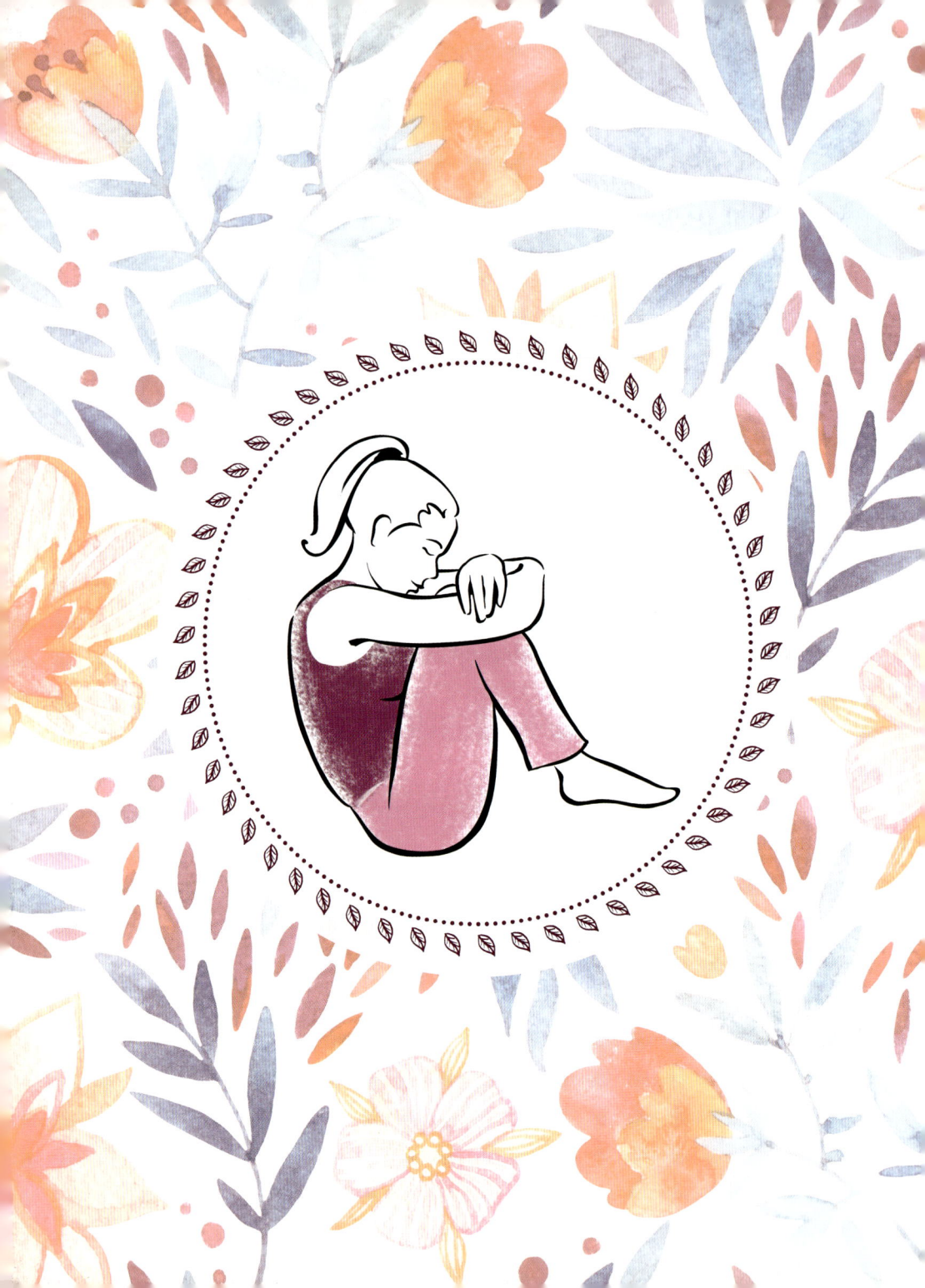

3. Kosmisches Ei

Wie gefällt dir die Vorstellung, schwerelos durch einen Raum zu schweben? Wie ein Herbstblatt vom Wind getragen zu werden? Oder leicht und frei wie eine Feder zu sein?

Das Kosmische Ei, *Brahmanda*, ist die Bezeichnung für den Kosmos. Verbinde dich bei der Übung des Kosmischen Eies bewusst mit dieser universellen Energie. Werde dir selbst bewusst und nimm dich als Teil des großen Ganzen wahr. Ein Gefühl der Schwerelosigkeit und universalen Verbundenheit stellt sich ein und führt zu einer meditativen, harmonischen Stimmung. Makrokosmos und Mikrokosmos sind letztendlich eins …

Setze dich im Bett auf oder vor deinem Bett auf den Boden und ziehe die Knie zu dir heran. Umschließe deine Knie. Wenn du dich gut fühlst, kannst du deine Zehen langsam vom Boden lösen, bis nur noch dein Gesäß Kontakt zur Erde hat. Mache dich so klein und kompakt wie möglich, lege die Stirn auf den Knien ab oder führe dein Kinn zur Brust. Finde Deine Balance und genieße diesen schwebenden, tranceähnlichen Zustand. Die Augen dürfen geschlossen sein oder offen bleiben. Höre das sanfte Rauschen deines eigenen Atems. Verweile so für einige Minuten in dem Gefühl der Schwerelosigkeit. Raum und Zeit dürfen sich auflösen. Dein Universum dehnt sich aus. Begrenzungen verschwinden.

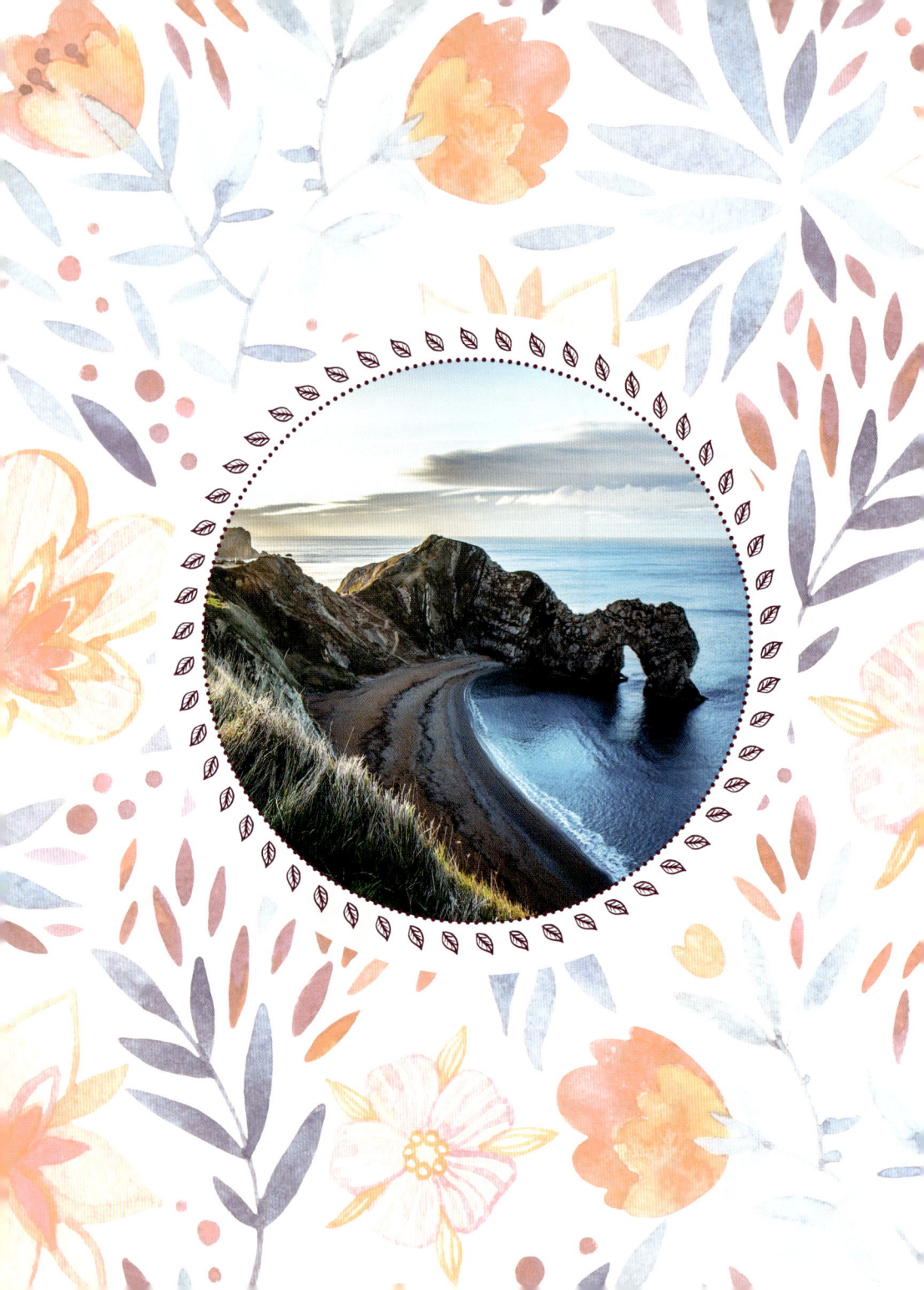

4. Gute Reise!

Angenehme Erinnerungen sorgen für Harmonie, Entspannung und ein freudiges Herz. Mache dir dieses Geschenk zunutze, um besser in das Land der Träume zu finden. Welche Szene oder welchen schönen Moment aus deiner Erinnerung möchtest du noch einmal lebendig werden lassen?

Träume dich zum Beispiel an deinen Lieblingsstrand aus deinem letzten Urlaub, fühle förmlich den Sand unter deinen Füßen und die Sonne auf deiner Haut. Oder wandere im Geiste noch einmal durch die fantastische Berglandschaft mit Panoramablick. Durch diese imaginäre Reise und deine Vorstellungskraft erschaffst du Bilder, die dich entspannen. Eine selige Ruhe breitet sich in dir aus und dem Ausflug ins Schlummerland steht nichts mehr im Wege.

TIPP: Um noch besser ins Land der Träume zu gelangen, lege eine CD mit Meeresrauschen oder Vogelgezwitscher auf. Im Nu treibst du auf der Welle der Entspannung in Richtung Tiefschlaf.

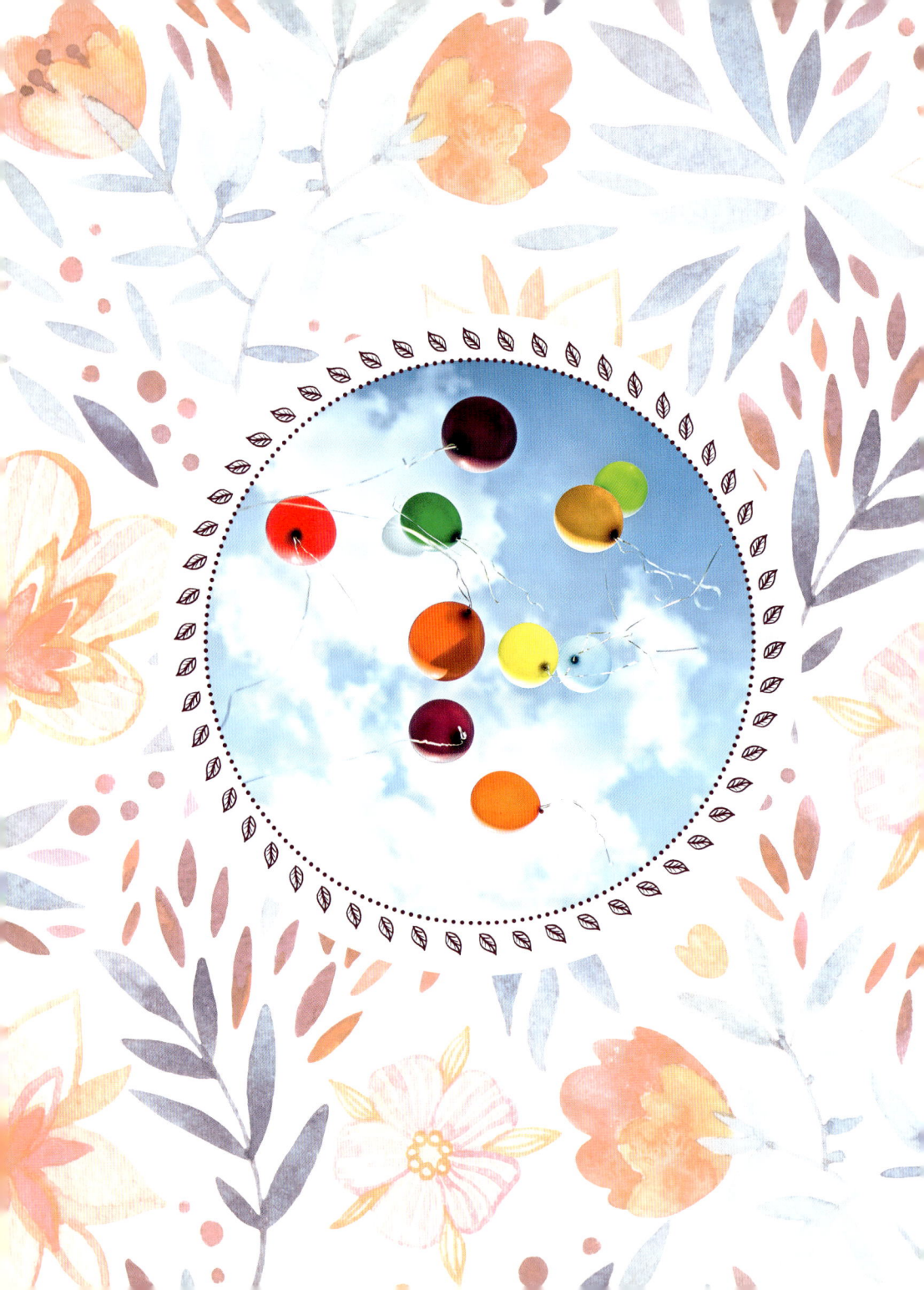

5. Akzeptieren und loslassen

Gerade nachts, wenn alle Menschen schlafen (außer man selbst), scheinen die Minuten wie im Zeitlupentempo zu schleichen. Jedes ungelöste Problem baut sich wie ein ungeliebtes Monster vor einem auf, negative Gedanken kreisen unaufhörlich und dadurch wird der Körper unter dauerhafter Anspannung gehalten. Dies wiederum führt zu neuen negativen Gedanken, wir werden unruhig und frustriert. Der Teufelskreis beginnt und die nächtliche Ruhe und Entspannung rücken in weite Ferne. Und jetzt?

Akzeptiere, dass dein Körper und dein Geist heute nicht zur Ruhe kommen. Verzeihe dir, dass du keine Lösung für das ein oder andere Problem gefunden hast. Lass die Selbstvorwürfe los, du musst nicht alles bezwungen, nicht alles erreicht haben. Sei nett zu dir selbst. Und nimm dich gedanklich liebevoll in den Arm. Ja, du kannst dich auch körperlich selbst umarmen, dich in deine Arme einkuscheln und zu deinem Herzen Kontakt aufnehmen. Und dann rede mit dir, ehre dein Sein und lass alles los, was du vermeintlich nicht geschafft oder gelöst hast. Vertraue dir und deinem Körper, dass er ausreichend Schlaf und Erholung finden wird. Lass ganz bewusst das Gestern und das Morgen los. Und nimm diesen gegenwärtigen Moment an, wie er ist.

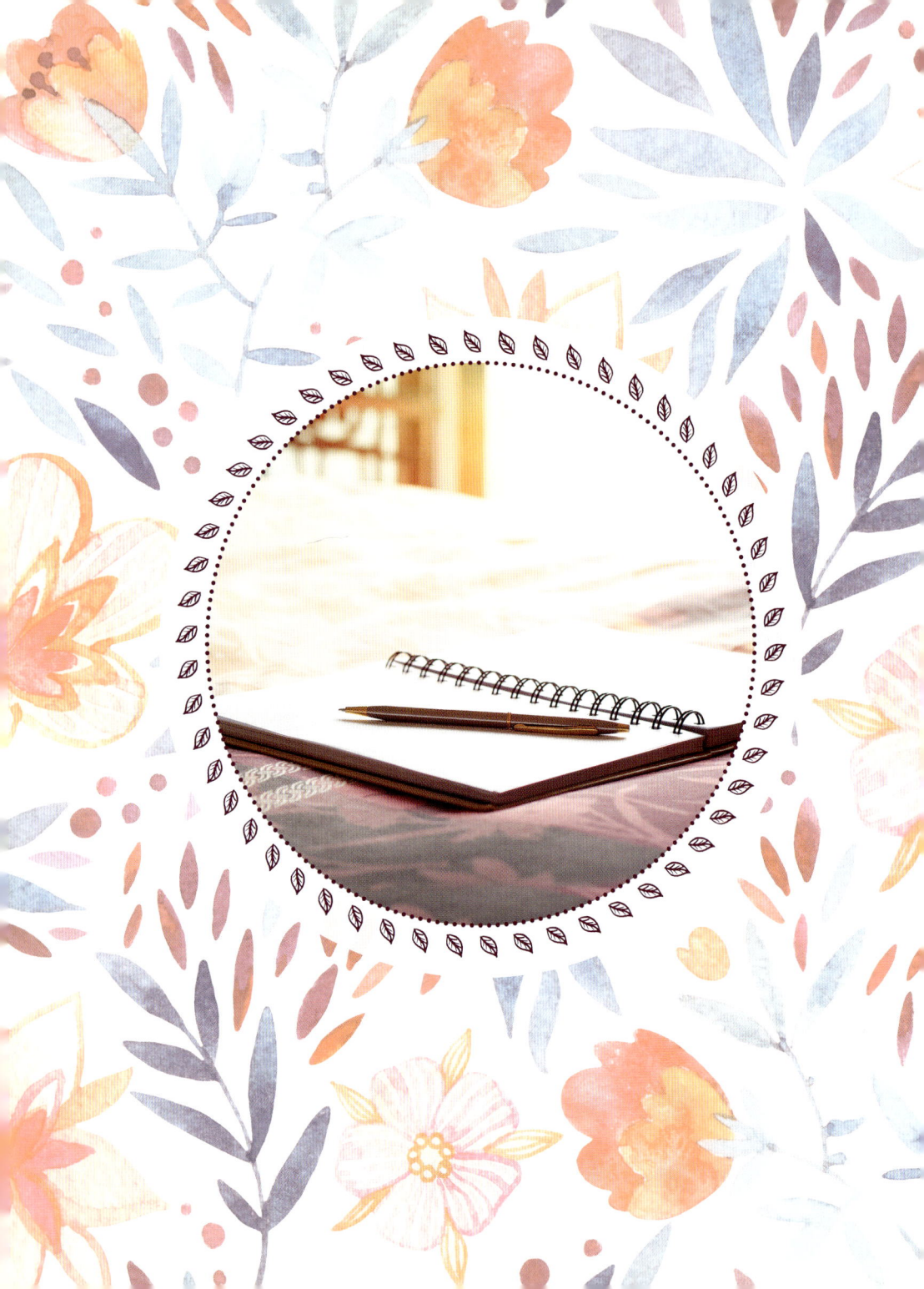

6. Nacht-Buch

Du findest keine Ruhe, deine Gedanken kreisen unaufhörlich? Du suchst nachts nach Lösungen, Ideen oder gehst in Gedanken den Plan für die nächsten Tage durch? Dann befreie dich davon und schreibe alles nieder. Bringe alle Gedanken, die nicht zu stoppen sind, auf das Papier.

Lass deinen Gedanken und Impulsen freien Lauf. Schreibe, ohne nachzudenken, es dürfen auch nur stichwortartige Gedanken sein. Sei dir im Klaren, dass es für deine Worte weder eine Note noch eine andere Form der Beurteilung geben wird. Gib alle deine Gedanken und Gefühle an das Papier ab und entlaste bzw. entrümpele dadurch deinen Geist. Das Papier nimmt sich der Worte an und lässt dich befreit weiterschlafen.

TIPP: Lege dir bereits vor dem Schlafengehen Stift und Block neben dein Bett.

7. Tiefe Bauchatmung

Diese Atemübung, *Pranayama*, lenkt den Fokus weg vom Gedankenkarussell hin zu deinem Bauch und deinem Atem. Dein Geist beruhigt sich und du findest zu dir zurück. Die tiefe Bauchatmung stellt dein geistiges Gleichgewicht wieder her und balanciert unruhige Energien aus. Eine bessere Sauerstoffaufnahme in den Zellen wird ermöglicht.

Lege dich hierfür im Bett auf den Rücken. Gerne kannst du die Füße aufstellen. Lass die Knie locker gegeneinander fallen, dadurch entspannt sich deine Unterbauchdecke. Nimm wahr, wie dein ganzer Körper mit der Matratze verschmilzt. Versuche, dein Gewicht abzugeben und loszulassen. Lege eine oder beide Hände locker auf deinen Unterbauch, sodass deine Ellenbogen weiterhin die Unterlage berühren.

Achte nun auf deinen Atem, er fließt locker und entspannt ein und aus. Nimm wahr, wie sich mit jeder Einatmung deine Bauchdecke etwas hebt und mit der Ausatmung wieder senkt. Mit jeder Einatmung strömt auf natürliche Weise frischer Sauerstoff in deinen Unterbauch, während dein Brustbein weitestgehend unbeweglich bleibt. Du kannst den Atem unter deinen Handflächen wahrnehmen. Verweile so lange bei der tiefen Bauchatmung, bis sich ein Gefühl der Ruhe und Entspannung einstellt.

TIPP: Diese Übung lässt sich zu jeder Tageszeit, auch im Stehen oder Sitzen, ausführen und verhilft dir zu einer raschen geistigen Entspannung.

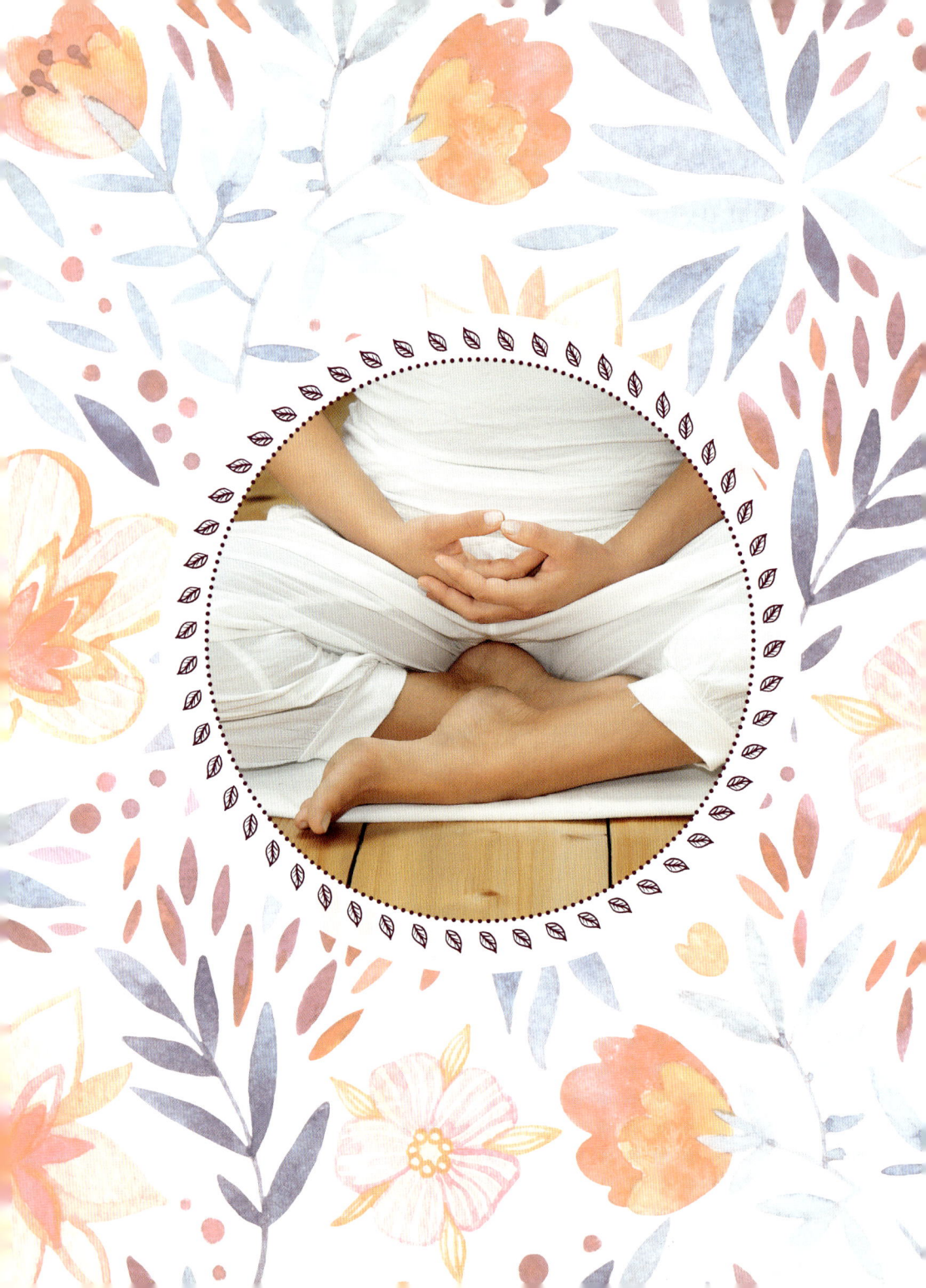

8. Dhyana Mudra

Mudra bedeutet Siegel, Geste, Gebärde, Verschluss. Das *Dhyana Mudra* ist ein Hand-Mudra und die Meditationsgeste Buddhas.

Diese Meditationshaltung verbessert die Konzentrationsfähigkeit und sorgt für Ruhe auf körperlicher Ebene. Die aktive rechte Hand wird von der passiven linken Hand besänftigt. Das *Mudra* hilft dir dabei, jegliche Anhaftung in klare Wahrnehmung zu transformieren und Dinge loszulassen.

Komme in den aufgerichteten Fersensitz oder rutsche mit deinem Gesäß an den Rand deines Bettes, die Füße sind gut geerdet, Knie und Oberschenkel bilden einen 90°-Winkel. Lege beide Hände in deinen Schoß, die Handflächen zeigen zum Himmel. Der Handrücken der rechten Hand ruht in der Handfläche der linken Hand. Die Daumenspitzen berühren sich leicht.
Nimm deine Schultern leicht nach hinten, das Kinn sinkt sanft zum Hals, bis der Nacken angenehm lang ist. Deine Augenlider sind geschlossen. Der Atem fließt ruhig und gleichmäßig ein und aus. Verweile 5–15 Minuten und beobachte deinen Atem.

TIPP: Fühlen sich deine Finger oder Hände schwer an? Führe vorbereitend eine Hand- und Fingerübung durch: kneten, ausstreichen und massieren. Probiere hierzu gerne die Handmassage aus Kapitel 1 (Tagträume), Nr. 17, aus.

9. Wellness für den Kopf

Unser Kopf ist ein Meisterwerk. In ihm sitzt unsere »Schaltzentrale«, in der wir unzählige Informationen speichern, die uns allerdings auch öfter ungewollt Gedankenkarussell fahren und sinnieren lassen, bis das Oberstübchen raucht. Gönne dir und deinem Kopf daher ab und zu eine kleine Pause. Kopf-Wellness schenkt Körper, Geist und Seele eine erholsame Tiefenentspannung.

Eine Kopfmassage ist beruhigend, wirksam gegen Kopfschmerzen und Verspannungen und setzt Endorphine, Glückshormone, frei. Die Regeneration deiner Haarwurzeln wird angeregt. Eine Kopfmassage kann sowohl liegend als auch im Bett sitzend ausgeführt werden.

Wende dich liebevoll deinem Kopf, den Haaren und der Kopfhaut zu. Berühre deinen Kopf sanft und führe mit deinen Fingerspitzen kreisende Bewegungen aus. Verweile dort, wo es guttut:

Schläfen, Stirnbereich, Nacken, Hinterkopf. Genieße diese Liebkosungen. Massiere, solange es guttut. Gerne auch mit den Handballen. Auch sanftes Ziehen an deinen Haaren entspannt die Kopfhaut und fördert die Durchblutung. Vergiss die Ohren und Ohrläppchen nicht. Mit der Kopfmassage beglückst du deinen Körper und Geist, sodass du besser in das unbekannte Reich der Träume und den stärkenden Schlaf eintauchen kannst.

TIPP: Müde Finger vom Massieren? Dann lege dir eine Kopfmassage-Bürste zu. Du findest solche Bürsten in Fachgeschäften für den Friseurbedarf oder auch im Internet.

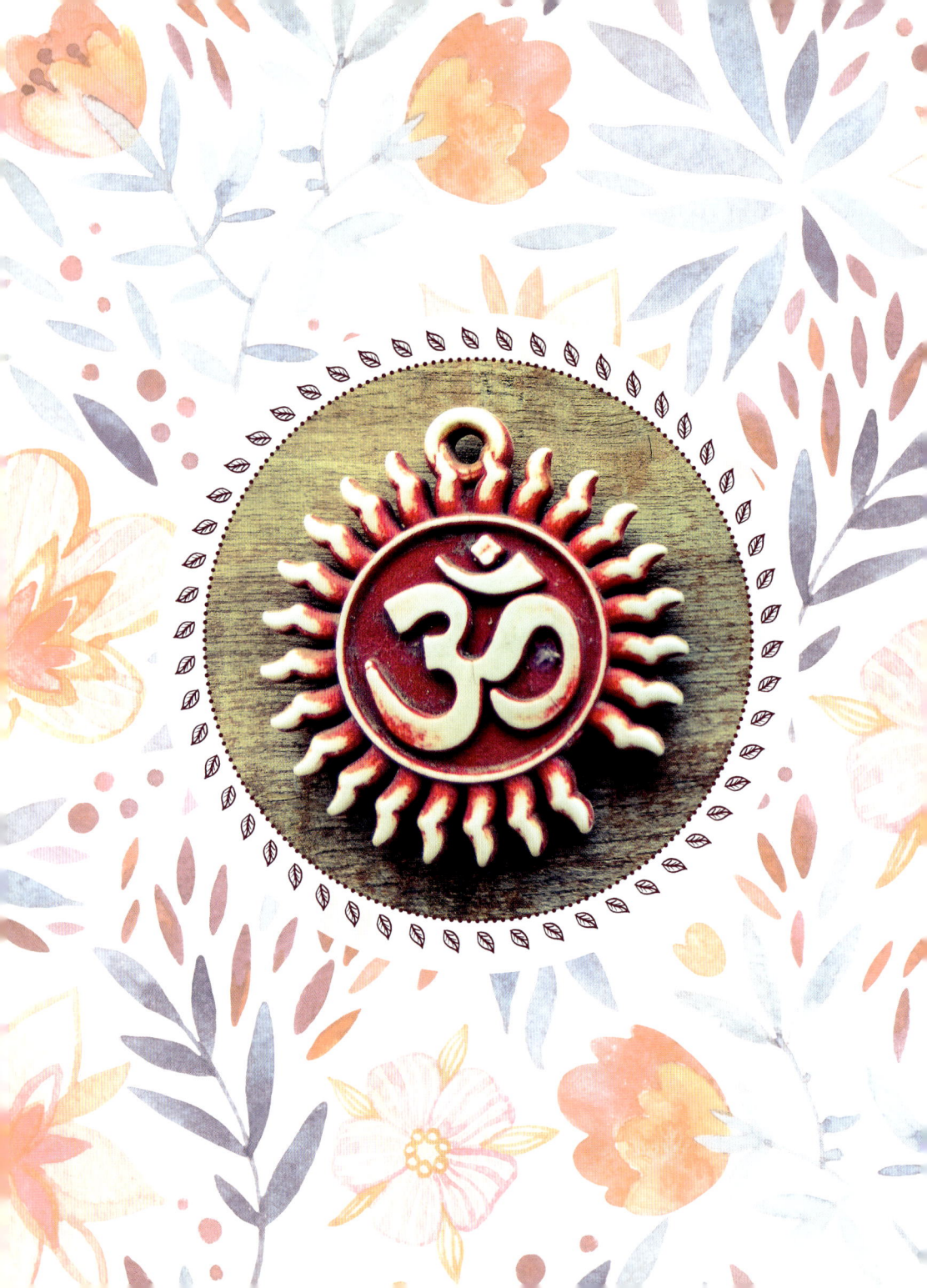

10. Göttlicher Urklang

Die Rezitation eines Mantras, einer Art Gebet, bietet einem unruhigen Körper und Geist Entspannung und Gelassenheit.

Die heilige Silbe OM oder AUM ist das universelle Mantra, das ursprüngliche Wort, das alles in sich enthält. Es repräsentiert den Urklang und ist die Verbindung zwischen der relativen und der absoluten Welt. Die drei Buchstaben der Silbe AUM stehen für folgende Zustände:
A – Wachzustand (Vergangenheit)
U – Traum (Gegenwart)
M – Tiefschlaf (Zukunft)

Probiere die Wirkung der Rezitation des Lautes OM aus. Setze dich mit geradem Rücken auf einen Stuhl oder die Bettkante. Versuche, das Mantra auszusprechen, laut oder leise zu singen. Die dabei entstehende Schwingung in dir ist eine Resonanz der kosmischen Schwingung. Lass den Atem beim Tönen fließen. Spüre hinein in die Vibration, die in deinem Körper entsteht. Fühle mit geschlossenen Augen in dich: Wo kannst du welchen Ton wahrnehmen – im Hals, im Kopf- oder Brustbereich, im Bauch? Töne OM einige Minuten lang. Tauche danach in die wohltuende Stille ein.

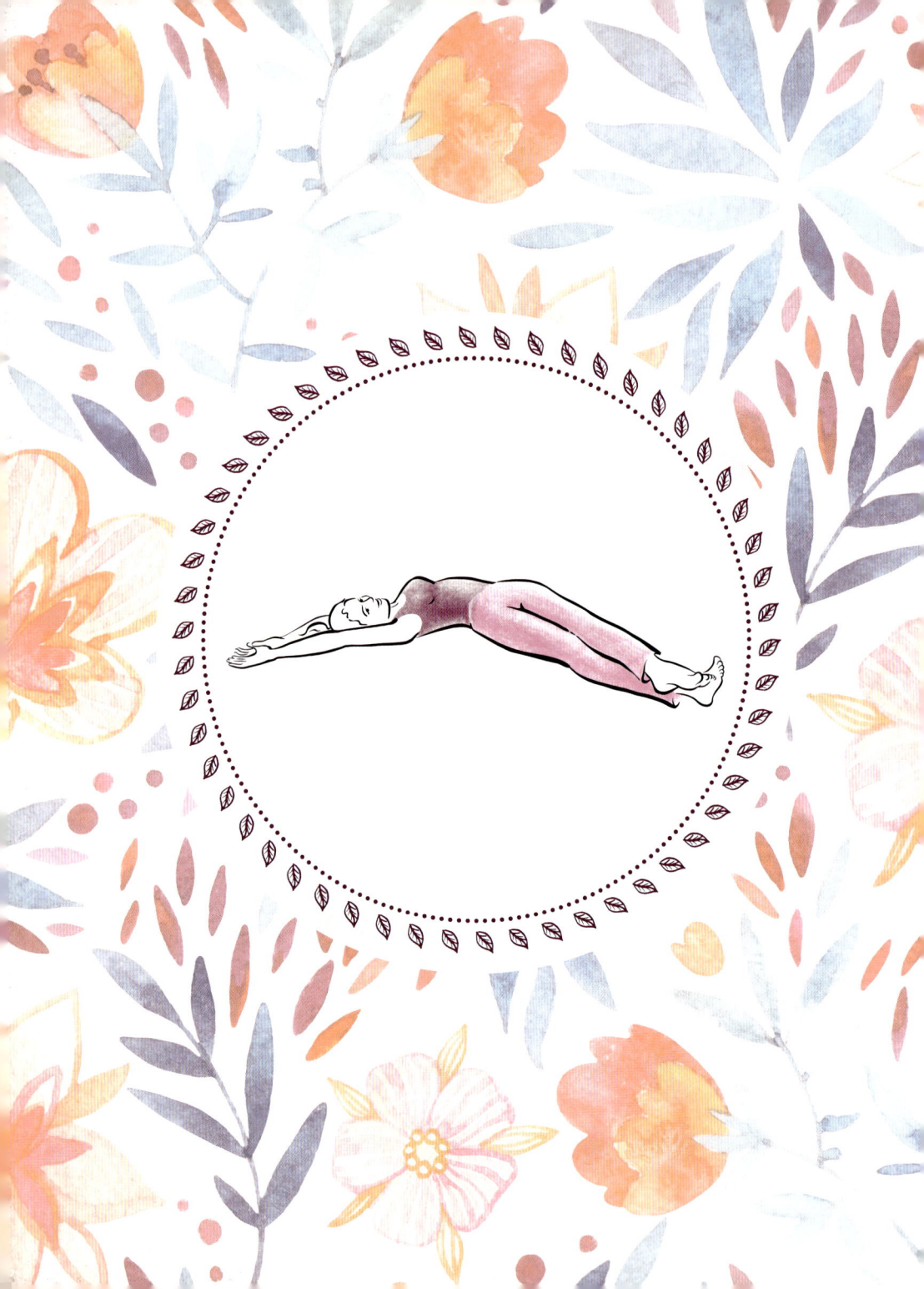

11. Liegender Halbmond

Diese Übung lässt sich sehr gut in deinem Bett ausführen. Es handelt sich um eine milde und sanfte *Asana*, die eine regenerative Wirkung hat. Der *Halbmond*, auch *Banane* genannt, dehnt deine Körperaußenseite und mobilisiert durch die seitliche Beugung deine Wirbelsäule. Deine Bauchorgane und seitlichen Lungenflügel werden auf der einen Seite gedehnt und auf der anderen Seite komprimiert. Deine Atmung wird vertieft.

Mache es dir in der Rückenlage bequem, grätsche in *Savasana* (Übung 1) deine Beine weit auseinander und lege deine Arme über dem Kopf ab. Solltest du zu viel Spannung im Schulterbereich wahrnehmen, lege die Arme auf deinem Kopfkissen ab. Führe dein linkes Bein nun zu deinem rechten Bein und schlage den linken über den rechten Fuß. Hebe deinen Oberkörper und Kopf etwas an, führe ihn nach rechts und lege ihn wieder auf deinem Bett ab. Auf deiner linken Körperseite spürst du eine angenehme Dehnung. Dein Atem fließt ruhig ein und aus. Du kommst in deinem *Halbmond* an. Bleibe 3–5 Minuten in der *Asana*. Komme langsam zurück in die Ausgangsposition und nehme beide Körperseiten wahr. Kannst du einen Unterschied wahrnehmen? Übe anschließend die andere Seite.

BEACHTE: Beide Schulterblätter und das Becken bleiben mit der Matratze verschmolzen, um eine seitliche Drehung zu vermeiden.

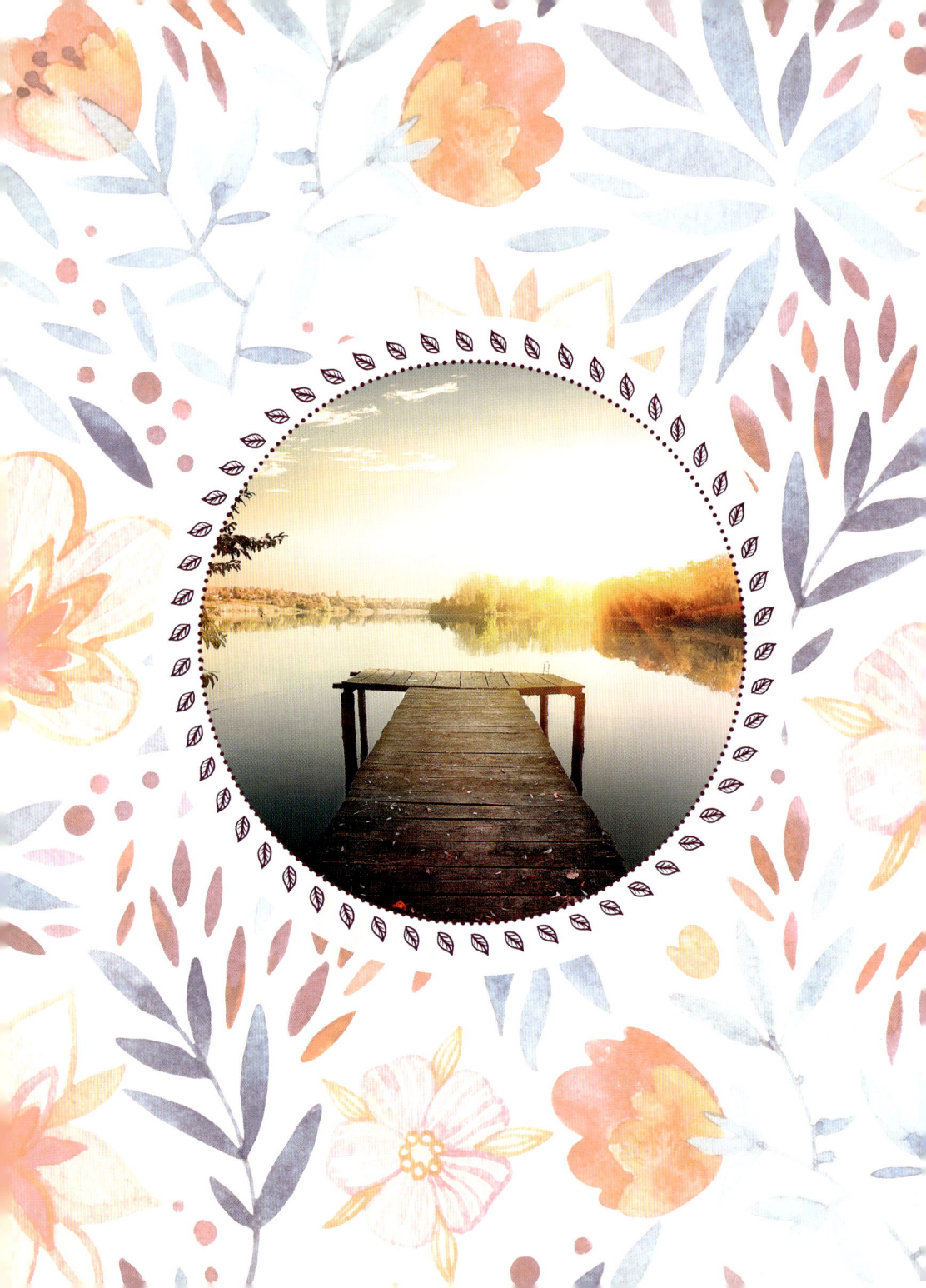

12. Atemleere

»Nachts sind alle Katzen grau«, sagt ein Sprichwort. Nachts fehlt die Helligkeit, das Licht, welches wir zum Sehen benötigen. Unsere Augen erkennen nur Hell und Dunkel sowie Umrisse. Die Dunkelheit hält aber auch folgende Besonderheit bereit: Alle Sinne bis auf das Sehen werden feiner. Wir hören zum Beispiel besser. Liegen wir nachts wach, so kann uns das laute Atmen oder Schnarchen eines Bettnachbarn genauso stören wie eine tickende Uhr oder ein anderes Geräusch.

Wenn eine Wahrnehmung deine Ruhe stört, verlagere deinen Fokus. Löse dich von der Sinneswahrnehmung und konzentriere dich auf deine Atmung. Sobald die Aufmerksamkeit auf deinem Atem liegt, fällt es deinem Geist leichter, zur Ruhe zu kommen.

Für diese Atemübung kannst du im Bett liegen bleiben. Am besten kommst du in die Rückenlage und machst es dir bequem, sodass dein Atem ungehindert fließen kann. Atme durch die Nase ein und ebenfalls durch die Nase wieder aus. Verweile nach dem Ausatmen 2 Sekunden in der Atemleere. Während der Atempause dürfen auch deine Gedanken eine Pause einlegen. Komme zur Ruhe. Tauche ganz in die nächtliche Stille ein. Verweile mindestens 10 Atemzüge in dieser beruhigenden Atemübung. Sollte dir die Atempause leichtfallen und dir guttun, dann verlängere die Atemleere behutsam um weitere Sekunden.

13. Szenenwechsel

In Zeiten starker nächtlicher Unruhe führt ein stundenlanges Hin- und Herwälzen im Bett zu noch mehr Stress. Wir zählen die verbleibenden Stunden möglichen Schlafes und fühlen uns angespannt und gehetzt.

Wie wäre es jetzt mit einem Szenenwechsel, wie bei einem Theaterstück? Raus aus den Federn, rein in die neue Umgebung. Gehe ins Wohnzimmer, nimm dir ein Buch – am besten eine leichte Lektüre – und lies bei gedämpftem Licht ein paar Seiten oder lausche beruhigender klassischer Musik. Du kannst auch ein paar Maschen stricken oder etwas zeichnen. Deiner Kreativität sind keine Grenzen gesetzt, alles, was dir jetzt guttut, ist richtig.

Sobald du merkst, dass du müde wirst und deine Augenlider schwerer werden, lege dich wieder zurück in dein Bett. Und lass dich von der Dunkelheit der Nacht ins Schlummerland tragen.

14. Progressive Muskelentspannung

Die Progressive Muskelentspannung ist eine leicht lernbare Methode und hilft dir dabei, deinen Körper und deine Seele in tiefe Entspannung zu bringen. Das Prinzip ist einfach: Du spannst jede Muskelgruppe an und entspannst sie anschließend wieder.

Du kannst die Übung im Sitzen oder Liegen ausführen. Wichtig ist, dass deine Beine locker nebeneinanderliegen. Atme vorbereitend 3-mal tief ein und aus. Achte auch während der Anspannung der Muskelpartien auf eine fließende und gleichförmige Atmung.

Spanne nun nacheinander jede Muskelgruppe 5–10 Sekunden an, dann entspanne sie wieder für etwa 20–30 Sekunden. Beginne mit deinen Händen: Balle sie zur Faust. Halten, loslassen, nachspüren. Dann die Arme: Spanne aktiv die Armmuskulatur an.
Arbeite dich in deinem Körper weiter voran, bis alle Muskeln entspannt sind. Am besten in dieser Reihenfolge:

> *Lerne loszulassen,*
> *das ist der Schlüssel*
> *zum Glück.*
>
> Buddha

- Hände, Arme, Schultern
- Gesicht, Mund (Zunge gegen den Gaumen drücken), Kiefergelenke
- Rumpf, Bauch, Po
- Oberschenkel, Unterschenkel, Füße

Anspannen, entspannen und das Gefühl der Entspannung genießen. Besonders angespannte Bereiche kannst du mehrfach an- und entspannen.

TIPP: Je öfter du übst, desto besser und leichter stellt sich das Entspannungsgefühl ein. Dadurch lernst du, auch tagsüber einfacher von Anspannung auf Entspannung umzustellen und bemerkst verspannte Muskelpartien schneller.

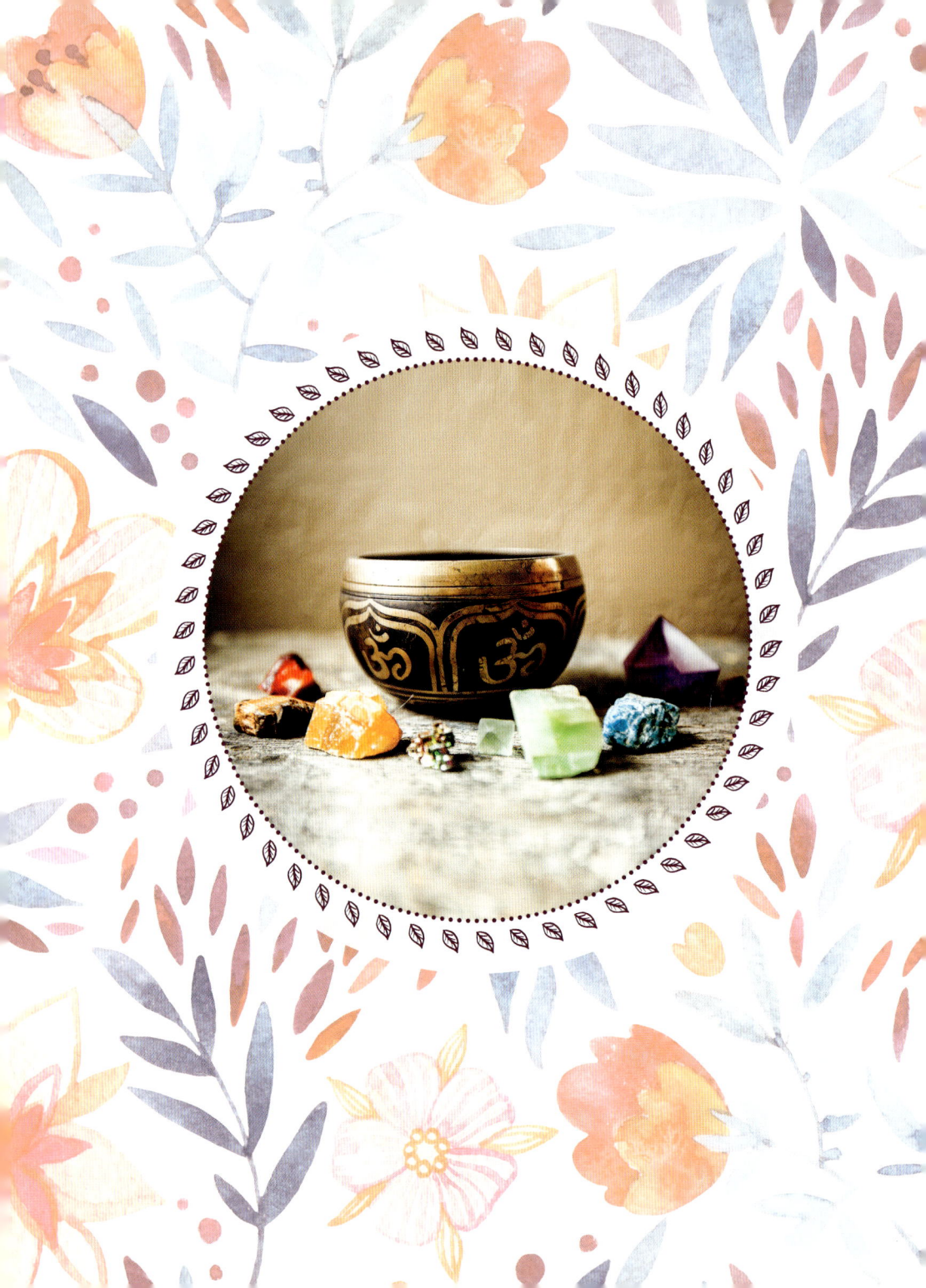

15. Edelstein-Symphonie

Steine haben eine Kraft und Schönheit, die fasziniert und verzaubert – und Edelsteine haben ganz besondere Kräfte. Nutze die Wirkung eines Edelsteines, z. B. eines Rosenquarzes, der ausgleichend und beruhigend wirkt.
Lege ihn vor dem Schlafengehen neben dein Bett und nachts, wenn du aufwachst, nimm den Stein in die Hand, mit der du schreibst. Verbinde dich mit ihm. Nimm ganz bewusst Kontakt auf zu deinem Heilstein. Halte ihn fest umschlossen, richte deine Aufmerksamkeit voll und ganz auf deinen Stein, bis er angenehm warm wird. Was nimmst du wahr? Kannst du seine Energie spüren?

Schließe deine Augen und lass deine Seele baumeln. Deine Gedanken ziehen vorüber, schwerelos, wie Wolken am Himmel. Nur der Augenblick zählt. Unbekümmertheit und Leichtigkeit breiten sich aus. Dein ganzer Körper beginnt, sich mehr und mehr zu entspannen. Ruhe kehrt ein. Dein Heilstein verströmt eine positive Energie und bringt dich in Balance. Wenn du dich dabei wohlfühlst, darfst du deinen Zauberstein langsam über deinen Körper gleiten lassen. Dort, wo du spürbar mehr Aufmerksamkeit benötigst, verweile etwas länger. Nach einer gewissen Weile vertiefe deinen Atem wieder, öffne deine Augen und lege den Stein zurück neben dein Bett.

16. Die Bienenatmung

Bei *Brahmari*, der Bienenatmung, summst du wie eine Biene. Dies löst Vibrationen aus, die dir bei Schlafstörungen helfen können, deinen Geist zu beruhigen. Eine angenehme Schwingung breitet sich in deinem Halsbereich und deinem ganzen Körper aus. Der bienenähnliche Summton ist die Vorbereitung für einen tiefen Schlaf und sorgt für einen meditativen inneren Zustand.

Setze dich für diese Atemübungen im Schneidersitz auf dein Bett oder an den Bettrand, sodass beide Füße fest auf dem Boden stehen. Die Hände liegen locker auf den Knien oder Oberschenkeln. Dein Rücken ist aufgerichtet, der Nacken und dein Schulterbereich sind entspannt. Deine Augen sind geschlossen und deine Gesichtszüge weich und freundlich.

Atme nun durch beide Nasenlöcher tief ein und spüre, wie deine Lungen sich mit *Prana*, der Lebensenergie, füllen. Beim Ausatmen durch die Nase summst du wie eine Biene.

Jeder, der atmen kann, kann Yoga üben.

Sri T. Krishnamacharya

Versuche, den Summton ruhig und mit geschlossenem Mund auszuführen. Es ist nicht wichtig, wie dein Ton klingt. Du kannst verschiedene Tonlagen ausprobieren, bis du dich wohlfühlst. Übe ohne Druck. Der Summton sollte gleichförmig sein, bis deine Ausatmung zu Ende ist. Nimm für einen Moment die Atempause wahr und dann atme für die nächste Runde wieder tief ein.

Übe mindestens sechs Atemzüge lang oder auch einige Minuten. Zum Abschluss bleibe ruhig sitzen und lausche in die Stille.

TIPP: Die Bienenatmung soll auch Erkältungen vorbeugen. Beim Ausatmen werden die Atemwege geöffnet und gereinigt, sodass Husten und Heiserkeit gelindert werden können.

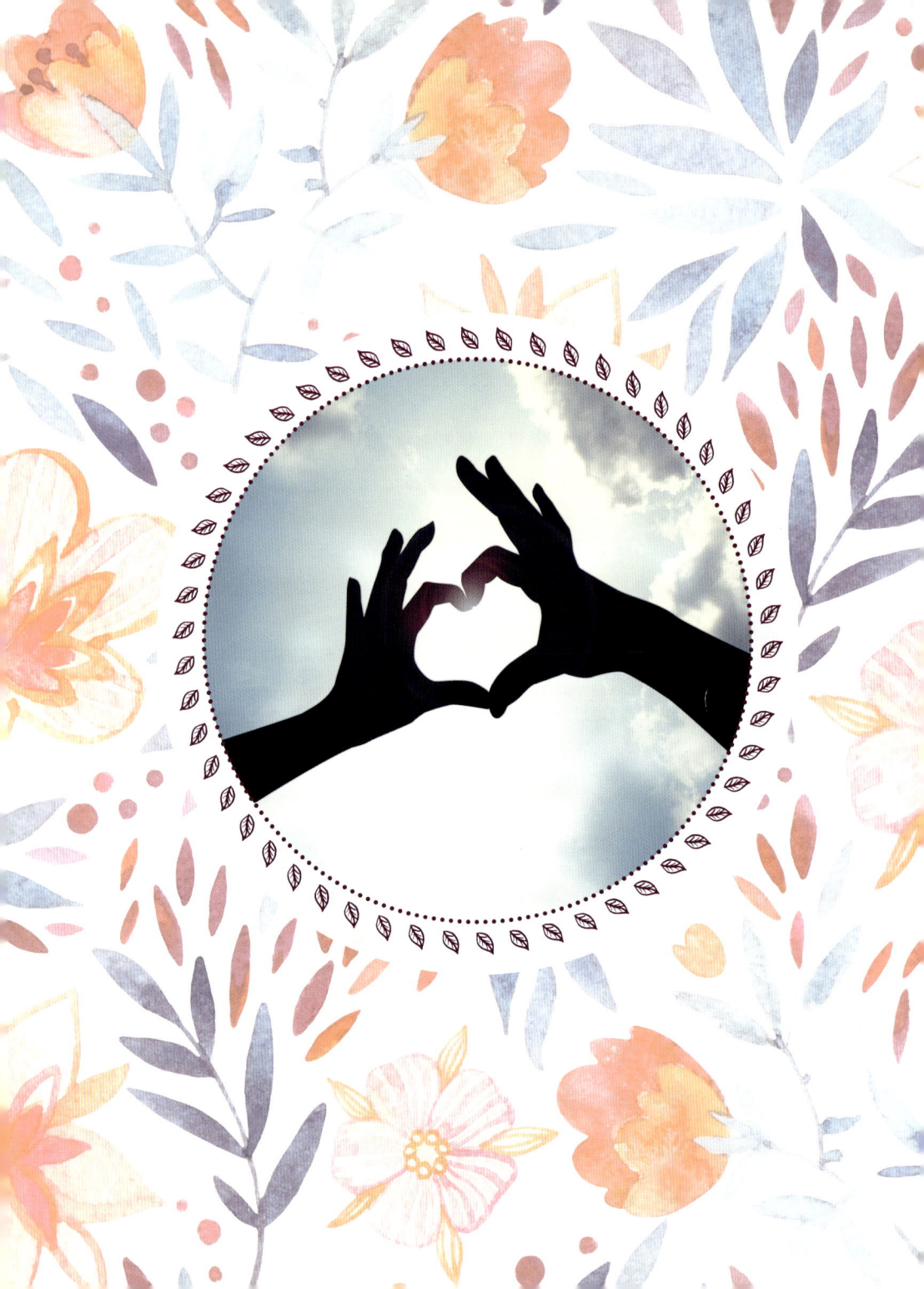

17. Palmieren

Wir alle wissen um die wohltuende Kraft von warmen Händen auf unserer Haut. Was uns aber oft nicht bewusst ist: Es müssen keine fremden Hände sein, auch wir selbst können uns mit Berührungen beglückende Momente schenken. Eine schöne und einfache Übung, um nachts wieder zur Ruhe zu kommen und den Augen eine komplette Dunkelheit zu gönnen, ist das Palmieren.

Das Palmieren hilft, deine Augen und deinen Geist zu entspannen und dich von äußeren Eindrücken zu lösen. Hierzu reibe deine Handflächen etwa 30 Sekunden aneinander und lege die angewärmten Hände gewölbt über deine geschlossenen Augenlider, ohne diese zu berühren. Die sanfte Wärme deiner Hände entspannt deine Augenmuskulatur und verbessert deine Sehschärfe. Mit jedem Atemzug kommst du mehr zur Ruhe. Verweile so lange, wie du möchtest, dann löse deine Hände langsam.

Das Palmieren lässt sich gut nachts ausführen, wenn du im Bett liegst. Um eine entspannte Armhaltung zu ermöglichen, unterstütze deine Arme und Schultern mit Kissen.

TIPP: Wenn du dir länger Zeit für das Palmieren nimmst, kannst du zudem deine Atemzüge zählen. Atme langsam und ruhig ein und aus und zähle dabei jeden vollständigen Atemzug von 1 bis 10. Einatmen, ausatmen – 1, einatmen, ausatmen – 2 etc.

Über die Autorin

Nadja Schäfholz-Wetter alias »FRAU SHANTI« ist ärztlich geprüfte Yogalehrerin und Entspannungstrainerin. Sie unterrichtet Hatha-Yoga in kleinen Gruppen und geht achtsam und einfühlsam auf ihre Schüler ein. Ihr Anliegen besteht darin, ihre Schüler in deren eigene Kraft zu bringen, sodass sie sich wieder bewusster wahrnehmen können. Neben Einzelunterricht bietet sie auch Seminare für Privatpersonen und Firmen sowie Yogareisen an. Als freie Bildredakteurin ist sie zudem für verschiedene Zeitschriften tätig. Mehr über Frau Shanti: www.frau-shanti.de

Illustrationen: Christiane Schmitt

Bildnachweis
S. 12: swinner/Shutterstock.com; S. 14: Laviart/Shutterstock.com; S. 16: anyaberkut/Fotolia.com; S. 18: Looker_Studio/Shutterstock.com; S. 20: iStock.com/BrianAJackson; S. 24: Foxys Forest Manufacture/Shutterstock.com; S. 32: Andrii Orlov/Shutterstock.com; S. 38: Reinhold Leitner/Shutterstock.com; S. 40: iStock.com/microgen; S. 42: iStock.com/simarik; S. 46: agatha1988/Fotolia.com; S. 48: Julia Kuleshova/Shutterstock.com; S. 52: Esmeralda/Fotolia.com; S. 58: becham0120/Fotolia.com; S. 62: PopTika/Shutterstock.com; S. 64: sianstock/Fotolia.com; S. 66: Ramanava Yauheniya/Shutterstock.com; S. 70: iStock.com/bibikoff; S. 78: iStock/stevecoleimages; S. 84: Viktor Gladkov/Shutterstock.com; S. 90: Galushko Sergey/Shutterstock.com; S. 96: iStock/popovariel; S. 100: iStock/Fonrimso; S. 102: iStock/twpixels; S. 104: iStock/10255185_880; S. 108: iStock/bbtomas; S. 112: NIKHIL MANOHAR INGLE/Shutterstock.com; S. 116: iStock/Givaga; S. 118: iStock/viki2win; S. 122: iStock/Renphoto; S. 126: 2jenn/Shutterstock.com; Hintergrund S. 2ff. und S. 92ff.: tanycya/Fotolia.com, S. 50 ff: Aloksa/Fotolia.com; Icons: Makkuro_GL/Thinkstock.com

Impressum

Bibliografische Information der Deutschen Nationalbibliothek
Die Deutsche Nationalbibliothek verzeichnet diese Publikation in der Deutschen Nationalbibliografie; detaillierte bibliografische Daten sind im Internet über http://dnb.d-nb.de abrufbar.

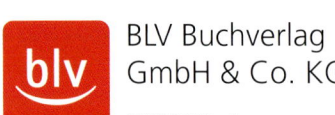

BLV Buchverlag GmbH & Co. KG
80636 München

© 2018 BLV Buchverlag GmbH & Co. KG, München

Das Werk einschließlich aller seiner Teile ist urheberrechtlich geschützt. Jede Verwertung außerhalb der engen Grenzen des Urheberrechtsgesetzes ist ohne Zustimmung des Verlags unzulässig und strafbar. Das gilt insbesondere für Vervielfältigungen, Übersetzungen, Mikroverfilmungen und die Einspeicherung und Verarbeitung in elektronischen Systemen.

Umschlagkonzeption und Gestaltung: BLV-Verlag
Umschlagfotos und -Icons: Fotolia

Lektorat: Cornelia Selmair
Herstellung: Angelika Tröger
Layoutkonzept Innenteil: Christine Paxmann text • konzept • grafik, München
Layout: Kathrin Michel, München

Gedruckt auf chlorfrei gebleichtem Papier

Printed in Italy
ISBN 978–3-8354–1793–9

Hinweis
Das vorliegende Buch wurde sorgfältig erarbeitet. Dennoch erfolgen alle Angaben ohne Gewähr. Weder Autorin noch Verlag können für eventuelle Nachteile oder Schäden, die aus den im Buch vorgestellten Informationen resultieren, eine Haftung übernehmen.

 www.facebook.com/blvVerlag